Afvallen met plezier: levend en ontstekingsremmend dieet

De zoektocht naar een gezond en licht lichaam mag nooit een pad van ontbering of lijden zijn. Het is een vreugdevolle dans, een wedergeboorte door bewuste en zorgzame keuzes. In dit boek nodig ik je uit om een andere benadering van 'dieet' te ontdekken: een avontuur gevoed door vitaliteit, plezier en evenwicht.

Het levende, ontstekingsremmende dieet dat ik voorstel is gebaseerd op een solide basis: voedsel dat rijk is aan leven, gewoonten die het lichaam eren en een diepe herverbinding met je eigen behoeften. Verre van illusoire beloften en tijdelijke oplossingen gaat het om het opbouwen van een duurzame, vreugdevolle levensstijl die diep geworteld is in zelfrespect.

Via deze pagina's leert u niet alleen hoe u kunt afvallen, maar ook hoe u uw relatie met uw lichaam en uw bord kunt transformeren. Ik begeleid je door dit proces met eenvoudige hulpmiddelen, smakelijke recepten en praktisch advies om je emoties in balans te brengen en je cellen te revitaliseren.

Met vreugde afvallen betekent opnieuw leren luisteren naar je lichaam, genieten van elke hap en een gevoel van welzijn vinden waarvan je dacht dat het buiten bereik was. Laten we samen van deze reis een viering van het leven maken. 🌱

Ben je klaar om te dansen met lichtheid en energie? Laten we beginnen!

1. Waarom afvallen met vreugde?

2. Ontsteking begrijpen: de stille vijand

3. Leef, eet, tril

4. Het gewicht van onze emoties

5. Levend voedsel: een geschenk voor het lichaam

6. De magie van vers fruit

7. Luister naar je lichaam, luister naar je hart

8. Levend water: de bron van al het leven

63. Leer te vertragen om beter te verteren

64. Maak opnieuw verbinding met het plezier van bewegen

65. Zelfliefde: de ultieme sleutel tot verlichting

66. Vergeving jegens het lichaam

67. Creëer gelukkige, blijvende gewoonten

68. Afvallen betekent herboren worden in jezelf

69. Licht leven: vreugde herontdekt

1. Waarom afvallen met vreugde?

Afvallen wordt vaak gezien als een strijd, een felle strijd tegen jezelf en tegen kilo's die als vijanden worden gezien. Door gewichtsverlies vanuit deze invalshoek te bekijken, komen we echter af van het essentiële: met vriendelijkheid en liefde voor onszelf zorgen. Waarom zou je deze zoektocht niet omzetten in een vreugdevolle, heldere en verrijkende ervaring?

Vreugde is een krachtige energie die lichaam en geest kan voeden. Wanneer we het transformatieproces met enthousiasme benaderen, creëren we een virtueuze cirkel. Ons lichaam reageert positief op de liefde die we ervoor hebben, onze inspanningen worden natuurlijke gebaren en onze geest, bevrijd van druk, bloeit. Daarin ligt de sleutel: afvallen is geen straf, maar een feest.

Kiezen voor vreugde betekent ook dat je je kijk op eten verandert. In plaats van calorieën te tellen of jezelf iets te ontzeggen, geven wij de voorkeur aan levend, kleurrijk en levendig voedsel. Elke maaltijd wordt een moment van genot, een kans om uw cellen te voeden en tegelijkertijd uw smaakpapillen te verwennen. Het is ontdekken dat wat goed is voor het lichaam ook heerlijk, bevredigend en feestelijk kan zijn.

Beweging, vaak geassocieerd met dwang, kan ook worden omgezet in een bron van geluk. Tijdens een wandeling in de frisse lucht, een geïmproviseerde dans of een ochtendsessie herontdekken we de eenvoudige vreugde om ons lichaam in actie te voelen. Het idee is niet om te forceren, maar om plezier te hebben, om met je energie te spelen en van elke stap naar een beter welzijn te genieten.

Tenslotte opent vreugde de deur naar een echte dialoog met jezelf. Ze nodigt ons uit om naar onze behoeften te luisteren, onze ritmes te respecteren en onze overwinningen, groot of klein, te eren. Door deze zachte en respectvolle relatie met je lichaam te cultiveren, vind je een blijvend evenwicht.

Met plezier afvallen is veel meer dan een fysiek doel. Het is een levensfilosofie, een manier om elke fase met dankbaarheid en lichtheid te omarmen. Door vreugde als onze gids te kiezen, bieden we onszelf veel meer dan een zichtbare verandering: we verwelkomen een diepe en blijvende innerlijke transformatie.

2. Ontsteking begrijpen: de stille vijand

Ontsteking is een natuurlijke en vitale reactie van ons lichaam. Het fungeert als een verdedigingsmechanisme, een alarm bij letsel of agressie. Als het punctueel en goed geregeld is, draagt het bij aan de genezing. Maar als het chronisch aanhoudt, wordt het een verraderlijke vijand, die onze hulpbronnen uitput en vele kwalen bevordert, waaronder gewichtstoename.

In onze moderne levensstijl zijn chronische ontstekingen alomtegenwoordig. Het komt vaak voort uit wat we op ons bord leggen: bewerkte voedingsmiddelen, geraffineerde suikers, verzadigde vetten of zelfs overtollige dierlijke producten. Deze keuzes overbelasten het lichaam, laten het langzaam ontsteken en brengen onze stofwisseling uit balans.

Maar voeding is niet de enige oorzaak. Stress, een sedentaire levensstijl, gebrek aan slaap of zelfs blootstelling aan gifstoffen uit de omgeving voeden deze doffe vlam. Beetje bij beetje verzwakt een chronische ontsteking onze organen, belast ons lichaam en verandert onze energie.

Het is echter mogelijk om dit innerlijke vuur te blussen. De sleutel ligt in het terugkeren naar evenwicht. Door de voorkeur te geven aan levend, levendig voedsel – fruit, rauwe groenten, gekiemde zaden en oliën die rijk zijn aan omega-3 – voorzien we ons lichaam van de middelen die nodig zijn om deze ontsteking te verzachten. Deze voedingsmiddelen fungeren als bondgenoten en leveren antioxidanten en essentiële voedingsstoffen die het lichaam herstellen en kalmeren.

Maar dat is niet genoeg. Terugkeren naar een harmonieus levenstempo is net zo essentieel. Diep ademhalen, in de frisse lucht wandelen, meer glimlachen en opgehoopte spanning loslaten, helpt ontstekingen te verminderen. Net als rust, waardoor onze cellen kunnen regenereren.

Het begrijpen van ontstekingen betekent ook dat we beseffen dat het niet onze vijand is, maar een boodschapper. Het waarschuwt ons als er iets mis is, als er een onevenwichtigheid ontstaat. Door naar hem te luisteren en te reageren met eenvoudige, zachte gebaren, laten we hem kalmeren.

Chronische ontstekingen zijn niet onvermijdelijk. Door de oorzaken ervan te leren herkennen en een levensstijl aan te nemen die meer in overeenstemming is met de wetten van het leven, kunnen we deze vicieuze cirkel in een positieve cirkel veranderen. En daarmee een licht lichaam vinden, bruisend van gezondheid en een leven vol vreugde.

3. Leef, eet, tril

Het leven is een trilling. Elke slag van ons hart, elke ademhaling die we nemen, elke gedachte die door onze geest gaat, is een golf die door ons wezen reist. Toch onderdrukken we deze vibratie heel vaak. We comprimeren het onder het gewicht van dood voedsel, starre gewoonten en onverteerde emoties. Maar om ten volle te leven betekent dat we ons opnieuw verbinden met deze oorspronkelijke vibratie, en deze laten versterken door onze keuzes, onze gebaren en onze manier om onszelf te voeden.

Eten is geen eenvoudige handeling om de maag te vullen; het is een intieme uitwisseling met het leven. Levend voedsel – fruit, rauwe groenten, gekiemde zaden – is geladen met zonne-energie, met deze pure vibratie die onze cellen voedt en onze geest verheft. Door ze te kiezen, eren we ons lichaam en bieden we het voedsel aan dat het regenereert in plaats van het te verzwaren.

Levend eten betekent ook vereenvoudigen. Herontdek de rauwe smaak van een zongerijpte vrucht, de knapperige frisheid van een zojuist geplukte groente. Door terug te gaan naar de basis bevrijden we ons lichaam van overbelasting, laten we het weer ademen. Deze lichtheid op het bord vertaalt zich in lichtheid in het lichaam, in de gedachten en in het hart.

Maar leven en eten zijn niet genoeg. Je moet trillen. Trillen betekent luisteren naar je lichaam en zijn behoeften, en je opnieuw verbinden met het puurste van de natuur. Het beweegt van vreugde, danst in de regen en lacht hardop. Elke beweging, elke lachbui is een uitnodiging om energie te laten circuleren, om deze sluimerende vibratie te laten ontwaken.

Trillen betekent ook in harmonie zijn met onszelf en met de wereld om ons heen. Het transformeert elke maaltijd in een heilige handeling, elk gebaar in een viering van het leven. Door ons bewust te worden van onze onderlinge afhankelijkheid met de natuur, leren we dankbaar te consumeren en van elke hap te genieten als een geschenk.

Als we op één lijn leven, eten en trillen, verandert alles. Overtollige kilo's vliegen weg, niet omdat we ertegen vechten, maar omdat ze niet langer hun plaats hebben in een lichaam vol vitaliteit. Emotionele blokkades lossen op en maken plaats voor nieuwe energie.

Leven, eten, trillen is het leven in al zijn rijkdom omarmen. Het gaat over oplichten, bloeien en stralen. Het is terugkomen bij jezelf, in vreugde en eenvoud, en de vibratie van het leven volledig door ons heen laten gaan.

4. Het gewicht van onze emoties

Onze emoties wegen zwaar. Ze nestelen zich in onze cellen, graveren zich in onze weefsels en worden soms zwaar totdat ze ons hele lichaam belasten. Dit onzichtbare gewicht kan zich in de loop der jaren ophopen en onze gezondheid, onze energie en zelfs ons figuur beïnvloeden. Het begrijpen van dit verband tussen emoties en lichaam is een essentiële sleutel om met vreugde af te vallen.

Als we moeilijke tijden meemaken, wordt ons lichaam alert. Stress, angst of verdriet genereren spanning, wat resulteert in hormonale onevenwichtigheden. Cortisol, ook wel het stresshormoon genoemd, zorgt ervoor dat het lichaam vet opslaat, vooral in de buik. Dit mechanisme, geërfd van onze voorouders om te overleven in tijden van gevaar, wordt een last in ons moderne leven waarin stress constant is.

Maar het gewicht van emoties gaat niet alleen over hormonen. Er zijn ook deze onuitgesproken wonden, deze onderdrukte woede, dit verdriet dat we verbergen achter een mondvol chocolade of een te vol bord. Eten wordt dan een toevluchtsoord, een poging om een leegte op te vullen of pijn te verzachten. Deze tijdelijke oplossing brengt ons echter vaak in een vicieuze cirkel: hoe meer we eten om onszelf te troosten, hoe verder we verwijderd raken van echte opluchting.

Om je lichaam lichter te maken, moet je eerst je hart verlichten. Dit pad impliceert luisteren naar jezelf, diep en zorgzaam luisteren. Door je emoties te verwelkomen, zonder ervoor weg te rennen, kunnen ze circuleren in plaats van stagneren. Huil, lach, schreeuw desnoods: elke uitdrukking maakt een deel van dit onzichtbare gewicht los.

Levend voedsel kan ook een krachtig hulpmiddel zijn om onze emoties in evenwicht te brengen. Rauwe groenten en fruit, rijk aan enzymen en zonne-energie, voeden niet alleen het lichaam maar ook de geest. Ze verzachten ontstekingen, inclusief die veroorzaakt door onze emoties. Door aandachtig te eten en van elke hap te genieten, herstellen we een diepe verbinding met onszelf, waardoor we onze gevoelens beter kunnen beheersen.

Bewegen is net zo belangrijk. Een wandeling in de natuur, een yogasessie of een spontane dans helpt stagnerende energieën om te zetten in levende krachten. Deze eenvoudige bewegingen verbinden ons opnieuw met ons lichaam, bevrijden ons van onze spanningen en openen een ruimte van innerlijke lichtheid.

Het gewicht van onze emoties is niet onvermijdelijk. Het is een uitnodiging om in jezelf te duiken om jezelf beter te begrijpen, jezelf beter te respecteren. Door naar onze emoties te leren luisteren, ze te verwelkomen en te transformeren, doen we meer dan afvallen: we worden lichter, vrijer en we vinden de vreugde van het leven in al zijn volheid.

5. Levend voedsel: een geschenk voor het lichaam

Stel je voedsel voor vol leven, boordevol energie, klaar om elke cel in je lichaam te voeden. Levend voedsel is precies dat: geschenken die rechtstreeks uit de natuur komen, onaangeroerd, levendig en rijk aan alles wat het leven te bieden heeft. Fruit, rauwe groenten, gekiemde zaden en rauwe noten vullen niet alleen onze magen; ze regenereren, herstellen en revitaliseren.

Als we levend voedsel eten, krijgen we veel meer dan voedingsstoffen binnen. We absorberen de energie van de zon die door planten wordt opgevangen, de kracht van de aarde en het zuivere water dat ze bevatten. Deze voedingsmiddelen leven nog als ze ons lichaam binnenkomen en bevatten waardevolle enzymen die de spijsvertering bevorderen en onze organen laten rusten en regenereren.

Het contrast met bewerkte voedingsmiddelen is groot. Deze laatste, vaak verstoken van leven en verzadigd met additieven, belasten het lichaam en verstoren onze energie. Ze belasten ons spijsverteringsstelsel en laten giftige resten achter die onze weefsels in brand steken. Levend eten betekent lichter worden en ons lichaam geven wat het verdient: het beste van de natuur, in zijn puurste vorm.

Fruit, met zijn rijkdom aan vitamines, mineralen en gestructureerd water, hydrateert en reinigt het lichaam diep. Rauwe groenten zitten boordevol vezels, antioxidanten en chlorofyl, een echte make-over voor onze cellen. Wat gekiemde zaden betreft, zij belichamen het leven in wording en concentreren uitzonderlijke vitale energie.

Door deze voedingsmiddelen in ons dagelijks leven te integreren, bieden we ons lichaam de kans om zichzelf opnieuw in evenwicht te brengen. Beetje bij beetje neemt de ontsteking af, verbetert de spijsvertering en keert de energie terug. Het lichaam, bevrijd van zijn overbelasting, herwint zijn natuurlijke vitaliteit, en daarmee een gewicht dat in harmonie is met onze essentie.

Maar levend voedsel voedt niet alleen het lichaam. Ze voeden ook de geest. Het eten van een kleurrijk bord, het bijten in een sappige vrucht, het ruiken van de frisheid van een aromatisch kruid, is verbinden met de schoonheid van het leven, met deze natuurlijke intelligentie die weet wat goed voor ons is.

Het adopteren van levend voedsel betekent dat je jezelf een kostbaar geschenk geeft: dat van gezondheid, energie en vreugde. Het betekent ja zeggen tegen een dieet dat ons lichaam respecteert en het bedankt voor alles wat het voor ons doet. En het is ontdekken dat de natuur, in haar oneindige vrijgevigheid, ons alles biedt wat we nodig hebben om te leven, lief te hebben en te vibreren.

6. De magie van vers fruit

Vers fruit is een ware schat van de natuur. Kleurrijk, sappig, zoet, ze lokken onze zintuigen en wekken onze levensvreugde op. Maar naast hun uiterlijk en smaak zijn vruchten een bron van magie voor ons lichaam, een perfect aanbod van leven.

Elke vrucht is een goddelijke alchemie. Geboren uit een boom of plant die de energie van de zon heeft opgevangen, concentreert het dit licht in een eetbare, levendige en toegankelijke vorm. Wanneer we een vrucht eten, absorberen we deze pure en levende zonne-energie, die onze cellen voedt en onze vitaliteit doet ontwaken.

Fruit is rijk aan gestructureerd water, water vol leven, perfect aangepast aan onze behoeften. Ze hydrateren, zuiveren en reinigen het lichaam diepgaand, waardoor opgehoopte gifstoffen worden verwijderd. Deze ontgiftende kracht is essentieel in een wereld waarin ons lichaam vaak wordt overweldigd door externe verontreinigende stoffen en moeilijk verteerbare voedingsmiddelen.

Maar de magie van fruit houdt daar niet op. Hun vezelgehalte bevordert een optimale darmtransit, terwijl hun vitamines, mineralen en antioxidanten ons immuunsysteem versterken. Ze zijn een concentraat van voordelen, een natuurlijk elixer voor een stralende gezondheid.

Wat fruit nog mooier maakt, is de eenvoud ervan. Koken is niet nodig, geen kunstgrepen: ze zijn klaar om van te genieten zoals ze zijn. Deze eenvoud verlicht zowel het lichaam als de geest. Door ervoor te kiezen onze dagen te beginnen met een fruitmaaltijd, bieden we ons lichaam een welverdiende pauze, een kans om te regenereren en volledig te vibreren.

Vers fruit is ook een waardevolle bondgenoot voor degenen die hun ideale gewicht willen herwinnen.

Hun voedingsdichtheid in combinatie met hun lage calorische dichtheid maakt ze tot perfecte voedingsmiddelen om te voeden zonder u zwaar te belasten. Ze leveren energie, verzadigen dankzij hun vezels en reguleren het verlangen naar suiker, waardoor ze een gezonde en natuurlijke zoetheid bieden.

Fruit eten betekent ook opnieuw verbinding maken met de natuur en haar ritme. Elk seizoen brengt zijn eigen fruit, aangepast aan onze specifieke behoeften. In de zomer verfrissen en hydrateren waterrijke vruchten, zoals meloenen en watermeloenen, ons. In de winter versterken citrusvruchten onze immuniteit. Het respecteren van deze seizoensharmonie betekent het eren van de wijsheid van de natuur.

De magie van vers fruit ligt in zijn eenvoud, zijn kracht en zijn vermogen om ons lichaam en geest te transformeren. Door ze elke dag in ons dieet te integreren, kiezen we voor leven, vreugde en lichtheid. Ze zijn veel meer dan voedsel: ze zijn een zegen, een herinnering dat de natuur, in al haar vrijgevigheid, elk moment voor ons zorgt.

7. Luister naar je lichaam, luister naar je hart

Het lichaam en het hart zijn de twee meest waardevolle gidsen die we hebben. Ze spreken elke dag tot ons, via sensaties, emoties, signalen die soms subtiel, soms indringend zijn. Maar hoe vaak nemen we in de drukte van ons moderne leven echt de tijd om naar hen te luisteren? Om echter met vreugde af te vallen en een blijvend evenwicht te vinden, is het essentieel om opnieuw verbinding te maken met deze innerlijke wijsheid.

Luisteren naar je lichaam betekent dat je het de aandacht geeft die het verdient. Het observeert hoe het reageert op wat we eten, op onze keuzes, op onze ritmes. Een lichaam dat zwaarder wordt, ontstoken raakt of vermoeid raakt, is geen falend lichaam: het is een lichaam dat communiceert, dat ons vertelt dat het verandering nodig heeft. Wanneer we voedsel eten dat zwaar, bewerkt of zonder leven is, protesteert ons lichaam. Het doet dit door spijsverteringsongemakken, pijn en gebrek aan energie. Deze boodschappen zijn uitnodigingen om van koers te veranderen en de voorkeur te geven aan eenvoudig, levend en levendig voedsel.

Maar naar je lichaam luisteren betekent ook dat je de ritmes ervan respecteert. Wij zijn geen machines. Er zijn dagen waarop de energie overvloedig is, en andere waarop rust noodzakelijk is. Door deze natuurlijke cycli te leren volgen en niet te forceren, krijg je de kans om in harmonie met jezelf te functioneren, in plaats van tegen jezelf.

Luisteren naar je hart is net zo fundamenteel. Het hart is ons emotionele kompas. Hij weet wat ons werkelijk voedt, buiten het bord. Hij spreekt tot ons over onze verlangens, onze vreugden, onze emotionele behoeften. Te vaak vullen we een emotionele leegte met te veel eten. We zoeken in voedsel wat alleen een authentieke verbinding met onszelf of met anderen ons kan bieden.

Om naar je hart te luisteren, moet je jezelf toestaan te voelen. Accepteer je emoties, of ze nu prettig of ongemakkelijk zijn, zonder erover te oordelen. Deze emoties zijn waardevolle boodschappers, ze onthullen ons wat er echt toe doet. Een vredig, afgestemd hart leidt ons op natuurlijke wijze naar gezondere keuzes, met meer respect voor ons lichaam en ons algehele welzijn.

Magie ontstaat wanneer lichaam en hart samenwerken. Een lichaam gevoed met levend voedsel en pure energie trilt sterker, wordt lichter en wordt een trouwe bondgenoot. Een hart waar naar geluisterd wordt en dat gekalmeerd wordt, zoekt niet langer nutteloze compensatie, het wordt de motor van een leven vol betekenis en plezier.

Luisteren naar je lichaam en je hart betekent kiezen voor liefde, respect en vriendelijkheid jegens jezelf. Het betekent begrijpen dat transformatie niet voortkomt uit zware inspanning, maar uit een zachte en oprechte innerlijke dialoog. Door dit luisteren wordt de vreugde geboren om ten volle te leven, om het eens te zijn met onszelf en om het leven vrijelijk in ons te laten stromen.

8. Levend water: de bron van al het leven

Water is de basis van alles. Het is het eerste voedsel, het eerste geneesmiddel, de eerste bron van leven. Ons lichaam is, net als onze planeet, gemaakt van water. Toch onderschatten we vaak het belang ervan.

Levend water is veel meer dan een vloeistof. Het is bewegend water, geladen met energie en mineralen. Het voedt, hydrateert en reinigt onze cellen diepgaand. Maar stilstaand, dood water, dat in flessen of kranen wordt aangetroffen, heeft niet langer deze vitaliteit. Het hydrateert nauwelijks en kan ons lichaam zelfs overbelasten met onnodige resten.

Onze voorouders dronken water uit rivieren, uit zuivere bronnen. Dit water, bekrachtigd door de bewegingen van de natuur, droeg leven in zich. Om deze kwaliteit te vinden kunnen we tegenwoordig gebruik maken van natuurlijke bronnen, verkwikkende filtersystemen gebruiken of zelfs het water thuis van energie voorzien door het te laten ronddraaien of in de zon te laten rusten.

Levend water is niet alleen het water dat we drinken. Het is ook wat we consumeren via voedsel dat rijk is aan water, zoals rauw fruit en groenten. Deze voedingsmiddelen zitten vol met gestructureerd water, de vorm van water die het dichtst in de buurt komt van wat onze cellen herkennen en absorberen. Levend eten is ook levend drinken.

Door levend water te drinken, geef je je lichaam een echt innerlijk bad. Het transporteert voedingsstoffen, elimineert afvalstoffen en reguleert onze temperatuur. Het verzacht ontstekingen, smeert onze gewrichten en handhaaft de vloeibaarheid van ons bloed.

Als we geen levend water hebben, raakt het lichaam uitgeput. Gifstoffen hopen zich op, de spijsvertering vertraagt, de huid verliest zijn glans. Maar als we het in overvloed aanbieden, wordt alles duidelijker. De energie komt terug, de organen functioneren beter en het overgewicht begint te verdwijnen.

Bewust drinken is essentieel. Luister naar je dorst, drink langzaam, geniet van elke slok. Water is geen eenvoudige behoefte, het is een geschenk om aan je lichaam te geven. Door levend water te drinken voeden we het leven in onszelf, maken we opnieuw verbinding met de natuur, haar eenvoud en haar kracht.

Levend water is een waardevolle bondgenoot voor het vinden van vreugde, evenwicht en lichtheid. Het is de sleutel tot een lichaam in harmonie en een heldere geest. Elk glas water, elk sappig fruit, elk levendig voedsel is een belofte van leven. En het is aan ons om dit leven te cultiveren, met liefde en dankbaarheid.

9. Zacht vasten, een balsem voor het lichaam

Vasten is een praktijk zo oud als het leven zelf. Dieren in de natuur vasten instinctief als ze ziek of moe zijn. Het is hun manier om hun lichaam zichzelf te laten herstellen. We zijn deze eenvoudige wijsheid vergeten, maar ze is er nog steeds, binnen handbereik.

Zacht vasten is geen ontbering. Het is een rust die ons lichaam wordt aangeboden. Door te stoppen met het overbelasten van ons spijsverteringsstelsel, maken we waardevolle energie vrij. Deze energie kan vervolgens worden gebruikt om te reinigen, regenereren en genezen.

Tijdens het vasten wendt het lichaam zich tot zijn reserves. Het elimineert eerst wat nutteloos is: gifstoffen, beschadigde cellen, overtollige vetten. Het is een natuurlijk, diep intelligent proces. Elk orgaan wordt lichter, elke cel wordt gezuiverd.

Zacht vasten kan verschillende vormen aannemen. Dit kan inhouden dat u gedurende enkele uren of enkele dagen alleen zuiver water, kruidenthee of verse sappen drinkt. Het kan ook een eenvoudige verlichting van maaltijden zijn, door een diner over te slaan of een zware maaltijd te vervangen door fruit. Het belangrijkste is om je lichaam te respecteren en ernaar te luisteren.

In eerste instantie kan het lichaam protesteren. Er kan honger worden gevoeld, of er kan ongemak optreden. Dit zijn tekenen dat het opruimen is begonnen. Maar al snel ontstaat er een gevoel van lichtheid en helderheid. De energie keert terug, de huid wordt helderder en de geest wordt rustiger.

Zacht vasten is bijzonder gunstig voor het verminderen van ontstekingen. Door de constante inname van vaak irriterend voedsel te stoppen, kan het lichaam zijn innerlijke vuur kalmeren. De pijn neemt af, de gewrichten worden vrijer en het evenwicht keert terug.

Deze beoefening is ook een moment van herverbinding. Tijdens het vasten leren we echte honger te onderscheiden van onbedwingbare trek. We realiseren ons dat we vaak uit gewoonte, emotie of afleiding hebben gegeten. Vasten brengt ons terug naar de basis.

Het gaat niet om forceren, maar om ondersteunen. Een succesvol vasten is een vasten dat onze behoeften respecteert. Door langzaam te beginnen en jezelf voor en na te omringen met levend voedsel, past het lichaam zich aan en bedankt het.

Zacht vasten is een geschenk dat we onszelf geven. Het is een balsem voor het lichaam, een moment van pauze en regeneratie. Het leert ons geduld, luisteren en dankbaarheid jegens ons lichaam, deze trouwe metgezel die dag na dag werkt voor ons welzijn.

10. Rauwe groenten: de kracht van de aarde

Rauwe groenten zijn een geschenk van de natuur, een concentraat van vitaliteit rechtstreeks uit de aarde. Ze zijn levend, vol energie, rijk aan alles wat ons lichaam nodig heeft om te bloeien.

Elke rauwe groente draagt de herinnering aan de bodem, de energie van de zon en de zuiverheid van het water met zich mee. Als we ze eten, absorberen we deze kracht. Ze voeden ons veel verder dan voedingsstoffen: ze verbinden ons opnieuw met de bron, met de natuur in zijn meest genereuze vorm.

Het eten van rauwe groenten betekent dat je je lichaam volledig, intact voedsel geeft. Geen vuur heeft hun kostbare enzymen vernietigd, deze kleine werksters die onze spijsvertering vergemakkelijken en ons lichaam lichter maken. De vezels die ze bevatten, vegen voorzichtig de opgehoopte resten weg en reinigen onze darmen zoals een stroom stenen uit zijn bed spoelt.

De kleuren van rauwe groenten zijn er niet toevallig. Het groen van spinazie en peterselie zit vol chlorofyl, een krachtig zuiverend en zuurstofrijk middel. Het rood van bieten of radijs geeft energie en stimuleert de bloedsomloop. Het geel en oranje van wortelen en paprika's verhelderen onze huid en beschermen onze cellen dankzij hun antioxidanten.

Als we in een rauwe groente bijten, proeven we het leven. Elke hap is een explosie van frisheid, een mix van eenvoudige en authentieke smaken. Deze eenvoud voedt niet alleen het lichaam, maar ook de geest. Het herinnert ons eraan dat we niet veel nodig hebben om gezond te zijn: alleen wat de aarde ons biedt.

Rauwe groenten zijn ook waardevolle bondgenoten bij het terugwinnen van uw ideale gewicht. Ze bevatten weinig calorieën, zijn rijk aan water en vezels en verzadigen zonder je zwaar te belasten. Ze helpen het lichaam zichzelf op natuurlijke wijze te reguleren, te zuiveren en opgeslagen vetten vrij te maken. Hun alkaliserende werking bestrijdt ontstekingen en herstelt het zuur-base-evenwicht dat zo vaak wordt verstoord door een modern dieet.

Om ze ten volle te kunnen waarderen, hoeft u alleen maar uw creativiteit te laten spreken. Kleurrijke salades, knapperige sticks, delicate carpaccio's, verse sappen: de mogelijkheden zijn eindeloos. Het belangrijkste is om de voorkeur te geven aan seizoensgroenten, die hun volledige potentieel ontplooien.

Rauwe groenten eten betekent opnieuw verbinding maken met de aarde. Het is om zich te voeden met zijn kracht, zijn vrijgevigheid. Het betekent ook kiezen voor een levend dieet, met respect voor ons lichaam en onze omgeving. Door terug te keren naar deze eenvoud vinden we nieuwe energie, vreugdevolle lichtheid en stralende gezondheid.

11. Adem in om te elimineren

Ademen is leven. We onderschatten echter vaak de kracht van onze ademhaling. Elke inspiratie voedt onze cellen, elke uitademing bevrijdt ze van hun afvalstoffen. Ademen is veel meer dan een simpel automatisme: het is een fundamenteel hulpmiddel om het lichaam te zuiveren en de geest te verlichten.

Als we diep ademhalen, bieden we ons lichaam een royale dosis zuurstof. Dit kostbare gas is de brandstof voor onze cellen. Hierdoor zetten ze voedingsstoffen om in energie, maar elimineren ze vooral wat ze niet langer nodig hebben. Een goede ademhaling activeert onze stofwisseling en vergemakkelijkt de interne reiniging.

Adem is ook een krachtige bondgenoot bij het bevrijden van jezelf van zure gifstoffen. Wanneer het lichaam op volle capaciteit werkt, produceert het afval dat door de ademhaling kan worden geëlimineerd. Bij elke uitademing komt koolstofdioxide vrij, een metabolisch residu dat het lichaam niet kan vasthouden. Een te korte of oppervlakkige ademhaling vertraagt dit proces, waardoor gifstoffen zich ophopen, waardoor ontstekingen en overgewicht worden bevorderd.

Leren ademen betekent dat je je lichaam een nieuwe lichtheid geeft. Het is geen kwestie van forceren, maar van het vinden van een natuurlijk, ruim en regelmatig ritme. Buikademhaling is bijvoorbeeld ideaal. Door de buik op te blazen terwijl we inademen en deze vervolgens te laten leeglopen terwijl we uitademen, masseren we onze interne organen. Deze zachte beweging stimuleert het lymfestelsel en vergemakkelijkt de afvoer van afvalstoffen.

Ademen betekent ook opnieuw focussen. In ons hectische leven zijn we vaak kortademig. We rennen, we benadrukken, we vergeten de tijd te nemen om tot rust te komen. Door bewust te ademen kalmeren we ons zenuwstelsel, verminderen we stress en bevorderen we een betere spijsvertering. Een ontspannen lichaam verteert beter, absorbeert beter, elimineert beter.

De beweging versterkt deze kracht verder. Wanneer we lopen, rennen, dansen of fysieke activiteit beoefenen, wordt onze ademhaling op natuurlijke wijze intenser. Het wordt een slinger die onze spieren van brandstof voorziet en gifstoffen sneller afvoert. Sport, gecombineerd met diep ademhalen, is een echte reinigingsbehandeling voor het lichaam.

Tenslotte betekent ademen het opnieuw verbinden van lichaam en geest. Elke inademing is een uitnodiging om het leven te verwelkomen, elke uitademing is een kans om los te laten. Door volledig te leren ademen, elimineren we niet alleen fysieke gifstoffen, maar ook spanning en stagnerende emoties.

Onze adem is een eenvoudige, gratis sleutel die op elk moment toegankelijk is. Door beter te ademen, leven we beter. En door te elimineren door te ademen, verlichten we ons lichaam, brengen we onze geest tot rust en maken we ruimte voor diepere vreugde.

12. Natuurlijke suiker, vriend of vijand?

Suiker vormt de kern van veel vragen. Moeten we er op onze hoede voor zijn, het vermijden of het omarmen? Het antwoord ligt in de aard ervan. Niet alle suikers zijn gelijk, en het begrijpen van dit verschil is essentieel voor het vinden van een gelukkig, gezond evenwicht.

Natuurlijke suiker, die je vindt in fruit, groenten, rauwe honing of zelfs in bepaalde oliehoudende zaden, is een echt geschenk. Het gaat gepaard met vezels, mineralen, enzymen en soms levend water. Deze elementen vertragen de opname van suiker in ons lichaam, waardoor pieken in de bloedsuikerspiegel en de daaropvolgende vermoeidheidsaanvallen worden voorkomen.

Vers fruit zit bijvoorbeeld vol fructose, een simpele maar slimme suiker. Wanneer het wordt geconsumeerd in zijn natuurlijke omhulsel, met zijn vezels en voedingsstoffen, voedt het en geeft het energie. Fruitvezels vertragen de opname van suiker en zorgen voor constante energie zonder het lichaam te overbelasten.

Aan de andere kant kan geïsoleerde suiker, zelfs als deze van natuurlijke oorsprong is, een vijand worden als deze in overmaat of zonder evenwicht wordt geconsumeerd. Gepasteuriseerde honing, geconcentreerde siropen of zelfs industriële vruchtensappen verliezen vaak hun natuurlijke rijkdom en overbelasten de lever. Het lichaam, overweldigd, zet dit overschot om in vet, waardoor ontstekingen en gewichtstoename worden bevorderd.

Het echte probleem ligt in onze verslaving aan zoete smaak. We zijn vergeten er spaarzaam van te genieten, het in zijn puurste vorm te waarderen. Door ons gehemelte te verzadigen met kunstmatig zoet voedsel, maken we onze smaakpapillen ongevoelig en zoeken we altijd naar meer.

Terugkeren naar natuurlijke suiker betekent het herontdekken van een gezonde relatie met zoetheid. Het betekent dat je de voorkeur geeft aan rijp fruit, een lepel rauwe honing of een paar dadels, in plaats van een zwaar dessert of industriële koekjes. Het betekent ook dat we onze smaakpapillen opnieuw moeten opvoeden en het plezier van een evenwichtige smaak moeten herontdekken, waarbij zuurgraad, bitterheid en zoetheid harmonieus samenkomen.

Natuurlijke suiker wordt een bondgenoot wanneer het wordt geïntegreerd in een levend en gevarieerd dieet. Het voedt de energie, ondersteunt de inspanning, maar kalmeert bovenal de dwangmatige hunkering naar snoep. Het eten van een rijpe mango of het bijten in een sappige appel bevredigt lichaam en geest, veel meer dan een verwerkt product.

Het geheim zit, zoals altijd, in luisteren en gematigdheid. Door de ware behoeften van ons lichaam te leren herkennen en het evenwicht ervan te respecteren, maken we van natuurlijke suiker een bondgenoot. Hij is noch vijand, noch held, maar een reisgenoot, waarvan we met dankbaarheid en onderscheidingsvermogen moeten genieten.

13. Ontgifting: reinigen om herboren te worden

Ons lichaam is een wonder van intelligentie en veerkracht. Dag na dag werkt hij aan het bewaren van het evenwicht, ondanks onze excessen en fouten. Maar soms wordt het overweldigd, verzadigd door gifstoffen die het niet langer kan elimineren. Vermoeidheid, ontstekingen, stagnerend gewicht: dit zijn de signalen die het ons geeft om een grote reiniging aan te vragen.

Ontgiften is dit kostbare moment waarop we besluiten het lichaam van zijn lasten te bevrijden. Het is een natuurlijk proces, een terugkeer naar de basis. Het lichaam weet hoe het zichzelf moet reinigen, maar heeft daarvoor ruimte en ondersteuning nodig. Door hem spijsverteringspauzes, levend voedsel en voldoende hydratatie aan te bieden, helpen we hem op adem te komen.

Gifstoffen stapelen zich overal op: in onze organen, onze weefsels, zelfs in onze geest. Ze komen uit ons voedsel, dat vaak te geraffineerd en verzurend is, uit de lucht die we inademen, uit de producten die we gebruiken. Ze vertragen onze vitale functies, vervuilen onze cellen en belasten onze gedachten.

Schoonmaken is lichter maken. Wanneer de lever, nieren, darmen of huid van deze last worden bevrijd, herwinnen ze hun vitaliteit. De lever kan weer effectief filteren, de nieren voeren afvalstoffen af, de darm neemt het goede op, de huid ademt. Elk orgaan herleeft, elke cel wordt wakker.

Het ontgiftingsproces mag niet abrupt zijn. Het is geen kwestie van dwingen, maar van zachtjes begeleiden. De eerste stappen kunnen soms verwarrend zijn. Wanneer gifstoffen hun schuilplaatsen verlaten, kan het lichaam reageren: hoofdpijn, tijdelijke vermoeidheid, kleine puistjes. Deze tekenen getuigen van het werk dat wordt uitgevoerd. Ze gaan snel voorbij, om plaats te maken voor nieuwe energie.

De hulpmiddelen voor ontgifting zijn eenvoudig en krachtig. Verse groente- en vruchtensappen, rijk aan enzymen, voeden tijdens het reinigen. Het aftappen van kruidenthee helpt de emunctories hun werk te doen. Zachte fysieke activiteit, zoals wandelen of yoga, stimuleert de bloedsomloop en de eliminatie. En bovenal zorgt rust, fysiek en mentaal, ervoor dat het lichaam zijn krachten op deze vernieuwing kan concentreren.

Deze reiniging stopt niet op het fysieke niveau. Door het lichaam te bevrijden, bevrijden we ook de geest. Emotionele gifstoffen, vaak verborgen, komen naar de oppervlakte. Woede, verdriet of angst kunnen weer de kop opsteken, maar ook zij zijn er om losgelaten te worden. Ontgifting wordt dan een volledige daad van wedergeboorte, een zuivering die elk aspect van ons wezen raakt.

Als het lichaam schoon is, trilt het anders. De lichtheid keert terug, de geest wordt helder, de vreugde treedt op. Alles wordt eenvoudiger: beweeg, denk, heb lief. Reinigen om herboren te worden betekent het herontdekken van dit gevoel van leven, volledig verbonden met jezelf en de wereld. Het betekent ruimte maken voor de levensenergie, die vrij en ongehinderd circuleert.

14. Essentiële oliën voor de gezondheid

Essentiële oliën zijn als geconcentreerde schatten van de natuur. Ze vormen de essentie van planten en vangen hun levenskracht en unieke eigenschappen op. Eeuwenlang hebben ze ons vergezeld om ons lichaam en onze geest te kalmeren, versterken en harmoniseren.

Elke druppel bevat een universum. Of het nu gaat om kalmerende lavendel, zuiverende theeboom of stimulerende citroen, essentiële oliën bieden een scala aan voordelen om onze algehele gezondheid te ondersteunen. Ze werken diepgaand, brengen de systemen van het lichaam opnieuw in evenwicht, kalmeren ontstekingen en bevorderen cellulaire regeneratie.

Door ze te integreren in een welzijnsreis worden ze waardevolle bondgenoten. Ze ondersteunen de spijsvertering, verzachten pijn, verbeteren de slaapkwaliteit en versterken de immuniteit. Hun actie is subtiel maar krachtig, omdat ze op alle niveaus inwerken: fysiek, emotioneel en zelfs energetisch.

Essentiële oliën spelen ook een rol in de zoektocht naar een uitgebalanceerd gewicht. Sommige, zoals etherische olie van citroen of grapefruit, helpen gifstoffen af te voeren en de stofwisseling te stimuleren. Anderen, zoals pepermunt of gember, verzachten het verlangen en bevorderen de spijsvertering.

Het gebruik ervan vereist echter respect en voorzichtigheid. Deze natuurlijke concentraten zijn krachtig en moeten met zorg worden behandeld. Vaak zijn één of twee druppels voldoende om de effecten te voelen. Verdunnen in plantaardige olie of verspreiden in de lucht zijn eenvoudige en effectieve manieren om van de voordelen ervan te profiteren zonder het risico te lopen de huid of slijmvliezen te irriteren.

Naast hun fysieke voordelen helpen essentiële oliën ons om ons opnieuw te concentreren. Hun geur werkt in op onze emoties, verlicht stress, wekt vreugde op of kalmeert spanning. Ze creëren een sfeer van sereniteit die zowel het hart als het lichaam voedt.

Essentiële oliën worden, mits zorgvuldig gekozen en respectvol gebruikt, een brug tussen ons en de natuur. Ze herinneren ons eraan dat elke plant wijsheid, kracht en een uitnodiging in zich draagt om met zachtheid en authenticiteit voor onszelf te zorgen.

In een benadering van gezondheid en lichtheid begeleiden ze ons als een subtiele ademhaling, een discrete maar diepe ondersteuning. Ze verrijken ons dagelijks leven met hun geur en hun kracht, en herinneren ons eraan dat de natuur, in al haar vrijgevigheid, alles al heeft gepland om ons te helpen een beter leven te leiden.

15. Verse sappen: elixers van vitaliteit

Verse sappen zijn een ware alchemie tussen de natuur en het lichaam. Ze concentreren de levensduur van groenten en fruit en geven ons in één teug de energie en voedingsstoffen waar onze cellen naar verlangen. Hun kracht ligt in hun eenvoud: ze voeden, reinigen en revitaliseren zachtjes.

Wanneer een vrucht of groente koud wordt geperst, komt zijn essentie vrij. Enzymen, deze kleine magische sleutels tot het leven, blijven intact. Ze nemen deel aan de spijsvertering, activeren de stofwisseling en zorgen ervoor dat het lichaam snel vitamines en mineralen kan opnemen. Verse sappen vereisen vrijwel geen inspanning van ons spijsverteringsstelsel, waardoor er meer energie overblijft voor regeneratie en eliminatie van gifstoffen.

Een glas groen sap, gemaakt met bladgroenten, komkommer en een beetje appel, is een echt chlorofylbad. Deze plantaardige substantie zuivert het bloed, alkaliseert het lichaam en voedt elke cel. Bietensap, rijk aan ijzer, ondersteunt de lever en verhoogt de vitaliteit. Citrusvruchten, boordevol vitamine C, versterken het immuunsysteem en zorgen voor een stralende frisheid.

Verse sappen zijn ook waardevolle partners bij het verlichten van het lichaam. Ze helpen de cycli van zoete trek te doorbreken door natuurlijke, bevredigende zoetheid te bieden. Ze ondersteunen de lever en de nieren bij hun eliminatiewerk, terwijl ze diep hydrateren. Levende hydratatie, vol voedingsstoffen, die van binnenuit voedt en de huid verheldert.

Het is belangrijk om kwaliteitsfruit en -groenten te kiezen, bij voorkeur biologisch, om te voorkomen dat u residuen van bestrijdingsmiddelen binnenkrijgt. Sappen moeten snel na extractie worden geconsumeerd, omdat ze dan het meest levendig zijn. Machines voor langzame extractie zijn ideaal om al hun eigenschappen te behouden.

Verse sappen vervangen geen volwaardige voedingsmiddelen, maar vullen ze wel aan. Ze fungeren als een boost, een infusie van vitaliteit in ons dagelijks leven. Een sapkuur, zelfs een korte, kan een echte energieboost geven en de geest zuiveren.

Naast hun fysieke voordelen verbinden ze ons opnieuw met een dieet vol leven. Elke slok is een herinnering aan de rijkdom die de natuur ons ter beschikking stelt, een brug tussen de aarde en ons lichaam. Verse sappen nodigen ons uit om bewust te vertragen, te genieten en te voeden.

Door deze elixers in onze gewoonten te integreren, zetten we een stap naar een hernieuwde lichtheid. Een lichtheid die zich niet beperkt tot het lichaam, maar die ook de geest en de ziel raakt. Verse sappen zijn een toegangspoort tot vreugdevolle vitaliteit, een levendige en stralende levenskunst.

16. De darm, ons tweede brein

De darm is veel meer dan een spijsverteringsorgaan. Het is een echte interface tussen onze innerlijke en uiterlijke wereld, een bron van leven en vitaliteit. Het wordt het 'tweede brein' genoemd omdat het zijn eigen netwerk van neuronen heeft, dat in staat is te denken, voelen en communiceren met ons hoofdbrein.

Deze buik die ons draagt, is de zetel van onze emoties, onze immuniteit en ons welzijn. Het is ook het startpunt van onze energie. Als het gezond en in balans is, volgt het hele lichaam. Maar wanneer het verstoord wordt door een ongeschikt dieet, stress of gifstoffen, stopt de hele machine.

De darmflora, de microbiota die ons binnenste bevolkt, is een symfonie van micro-organismen. Bacteriën, gisten, schimmels: samen nemen ze deel aan de spijsvertering, synthetiseren ze vitamines en versterken ze onze immuunbarrière. Maar deze harmonie is kwetsbaar. Een dieet met weinig vezels en veel geraffineerde suikers en bewerkte producten kan dit evenwicht vernietigen en de deur openzetten voor ontstekingen.

Luisteren naar je gevoel betekent eerst terugkeren naar een levend dieet. Rauwe groenten, rijk aan vezels, voeden goede bacteriën. Gefermenteerde voedingsmiddelen, zoals zuurkool of kefir, bieden natuurlijke probiotica die de microbiota herstellen en diversifiëren. Door deze voedingsmiddelen de voorkeur te geven, helpen we onze maag haar harmonie te herwinnen.

Ook kauwen speelt een sleutelrol. Door de tijd te nemen om zorgvuldig te kauwen, wordt de darm voorbereid op het werk, wordt de assimilatie vergemakkelijkt en wordt een opgeblazen gevoel verminderd. Bewust en rustig eten bevordert een rustige en efficiënte spijsvertering.

Een gekalmeerde darm beïnvloedt onze stemming. Onderzoekers hebben ontdekt dat veel hormonen, zoals serotonine, in de buik worden aangemaakt. Dit gelukshormoon, essentieel voor ons mentale evenwicht, is rechtstreeks afhankelijk van de gezondheid van onze microbiota. Het voeden van uw darmen betekent ook het voeden van uw levensvreugde.

De darmen spreken, hoewel discreet, een duidelijke taal. Een opgeblazen gevoel, ongemak, vermoeidheid na de maaltijd: dit zijn waarschuwingssignalen. Door naar hen te leren luisteren en er vriendelijk op te reageren, geven we ons lichaam een solide basis om optimaal te kunnen functioneren.

Zorgen voor je darmen betekent dat je ze spijsverteringspauzes geeft, door middel van lichtere maaltijden of zelfs periodes van zacht vasten. Het is een milde reiniging met verse sappen of rustgevende kruidenthee. En bovenal betekent het dat je hem voedsel aanbiedt dat bruist van leven.

Wanneer de darm zijn evenwicht terugkrijgt, wordt het hele lichaam lichter en stralender. De maag, gekalmeerd, wordt een centrum van energie en sereniteit. Het verbindt ons met onze intuïtie, met onze diepe emoties, en nodigt ons uit om met meer bewustzijn en dankbaarheid te leven.

17. Laat gifstoffen vrij door beweging

Het menselijk lichaam is gemaakt om te bewegen. Elk gewricht, elke spier, elk orgaan neemt deel aan een subtiele dans, die van het leven. Als we stil blijven staan, vertraagt deze dans, en daarmee ook de functies die essentieel zijn voor ons welzijn. Beweging is veel meer dan alleen maar energie verbruiken:

het is een sleutel tot het ontgiften, regenereren en stimuleren van het lichaam.

Als we bewegen, wordt alles geactiveerd. Door samen te trekken spelen de spieren de rol van natuurlijke pompen en bevorderen ze de bloed- en lymfecirculatie. Lymfe, deze discrete maar essentiële vloeistof, transporteert afval en gifstoffen naar de eliminatieorganen. Een lichaam in beweging stimuleert dit reinigingssysteem en helpt opgehoopte overtolligheden afvoeren.

Zweten is een ander wonder van de natuur. Via de huid, onze derde nier, voert het lichaam gifstoffen af. Een stevige wandeling, een dynamische yogasessie of een vrolijke dans zijn vaak voldoende om dit proces op gang te brengen. Zweet is geen zwakte, het is een kracht, een bewijs dat het lichaam voor ons werkt.

Bewegen betekent ook het masseren van onze interne organen. Draaien, strekken en diep ademhalen, zoals beoefend bij yoga of pilates, stimuleren de darmen, activeren de lever en geven energie aan de nieren. Elke beweging wordt dan een zorg, een uitnodiging om los te laten wat niet langer zijn plaats in ons heeft.

Beweging moet geen beperking zijn, maar een vreugde. Zoek een activiteit die bij u past, of het nu dansen is, wandelen in de natuur, zwemmen of gewoon uw lichaam strekken als u wakker wordt. Het belangrijkste is om je opnieuw te verbinden met je vitaliteit, de energie te voelen stromen en van elk gebaar een viering van het leven te maken.

Het vrijgeven van gifstoffen is niet beperkt tot het fysieke. Beweging heeft ook invloed op onze emoties. Een wandeling in de buitenlucht kan de geest kalmeren, een intensieve training kan opgebouwde spanning loslaten en een intuïtieve dans kan verborgen vreugde doen ontwaken. Lichaam en geest zijn onafscheidelijk en elke beweging brengt ze dichter bij harmonie.

Luister naar je lichaam. Hij zal je vertellen over het tempo dat hij nodig heeft. Soms zacht en vloeiend, soms energiek en krachtig. Respecteer hun wensen en grenzen. Zelfs een paar minuten per dag zijn voldoende om de natuurlijke ontgiftingskrachten te laten ontwaken.

Door te bewegen breng je hulde aan dit lichaam dat jou draagt. Je geeft het de middelen om zichzelf te zuiveren, zichzelf te regenereren en te bloeien. Elke stap, elke rekoefening, elke ademhaling brengt je dichter bij een levendige gezondheid en een lichte geest.

18. Voedingsmiddelen die vreugde voeden

Vreugde is een subtiele energie die wortel schiet in ons lichaam voordat het onze geest verlicht. Wat we eten speelt een centrale rol in hoe deze energie door ons heen stroomt. Levend, kleurrijk en levendig voedsel voedt niet alleen onze cellen. Ze wekken in ons een innerlijk licht, een lichtheid die zich vertaalt in vreugde.

Fruit is de juwelen van de natuur. Hun natuurlijke zoetheid troost, hun sap hydrateert en hun rijkdom aan vitamines voedt de geest. Een rijpe mango, een sappige ananas of een simpele knapperige appel leveren veel meer op dan voedingsstoffen. Ze brengen de vitaliteit van de zon over die hen volwassen heeft gemaakt, de energie van de aarde die hen droeg.

Rauwe groenten herinneren ons met hun levendige kleuren aan de diversiteit en overvloed van het leven. Een versgemalen wortel of een salade met duizend tinten biedt zowel reinigende vezels als versterkende mineralen. Ze fungeren als stille bondgenoten en creëren een voedingsbodem voor rust en evenwicht.

Oliehoudende zaden, zoals amandelen en walnoten, zijn kleine schatten van energie. Ze zijn rijk aan goede vetzuren en voeden de hersenen, dit sleutelorgaan van onze emoties. Een handvol is genoeg om ons humeur te ondersteunen en onze emotionele verlangens te kalmeren.

Aromatische kruiden, zoals basilicum, munt of peterselie, geven een vleugje frisheid en magie aan onze gerechten. Hun eenvoudige geur kalmeert en wekt de zintuigen. Gebruikt in sap of infusie, ontgiften en stimuleren ze zachtjes.

Gefermenteerde voedingsmiddelen, zoals kefir of zuurkool, herstellen onze darmflora. Ze helpen dit 'andere brein', onze darm, om beter te communiceren met de rest van het lichaam. Een evenwichtige microbiota bevordert de aanmaak van serotonine, dit gelukshormoon, en voedt zo onze vreugde van binnenuit.

Het is ook essentieel om eenvoudige, minimaal bewerkte voedingsmiddelen te kiezen die uit de natuur komen en respectvol zijn voor het leven. Hoe dichter een voedingsmiddel bij zijn rauwe staat is, hoe zuiverder en intacter de energie het in zich draagt. Deze energie voedt ons enthousiasme, onze helderheid van geest en ons vermogen om van elk moment te genieten.

Eten om vreugde te voeden betekent ook dat je de maaltijd respecteert. Kauw langzaam, geniet van elke smaak en dank de aarde voor haar overvloed. Het is een daad van verbinding met jezelf, met anderen en met de wereld.

Het voedsel dat vreugde schenkt, is niet alleen het voedsel dat we in onze mond stoppen. Het zijn ook de dingen die we met liefde kiezen, die we met zorg voorbereiden, en die we delen met degenen die er toe doen. Omdat vreugde, net als het leven, gemaakt is om te circuleren, zichzelf aan te bieden en zich te vermenigvuldigen.

19. De sleutel tot voedselcombinaties

Het menselijk lichaam is een wonder van precisie. Het verteert, assimileert en elimineert in subtiele harmonie. Dit delicate mechanisme kan echter worden verstoord als we de kunst van voedselcombinaties niet respecteren. Door de juiste voedingscombinaties te kiezen, kan ons lichaam vloeiend werken, zonder overbelasting of onnodige vermoeidheid.

Elk voedingsmiddel heeft zijn eigen aard en zijn eigen verteringstijd. Fruit verteert bijvoorbeeld snel, vaak in minder dan een uur. Eiwitten, zoals noten of peulvruchten, hebben enkele uren nodig. Wanneer we onverenigbaar voedsel mengen, vertraagt het spijsverteringsproces, waardoor fermentatie, een opgeblazen gevoel en de opbouw van gifstoffen ontstaan.

Een uitgebalanceerde maaltijd begint met eenvoud. Fruit wordt bij voorkeur alleen gegeten, buiten de hoofdmaaltijden. Hun snelle vertering maakt ze een uitstekende keuze voor snacks of een licht ontbijt. In combinatie met andere voedselgroepen riskeren ze dat ze in de maag gaan gisten, waardoor ongemak en zwaarte ontstaan.

Groenten zijn geweldige bondgenoten van de spijsvertering. Rauw of licht gekookt, ze passen harmonieus bij bijna alles. Een bord rauwe groenten en eiwitten, zoals gekiemde zaden of peulvruchten, helpt het lichaam te voeden zonder het te verzwaren.

Zetmeelrijke voedingsmiddelen, zoals rijst of aardappelen, vereisen speciale aandacht. Hun vertering vereist een alkalische omgeving, terwijl eiwitten een zure omgeving nodig hebben. Het mengen van deze twee kan de spijsvertering vertragen en het lichaam moe maken. Voor een lichte en evenwichtige maaltijd kunt u het beste genieten van zetmeelrijk voedsel met groenten.

Hydratatie is ook essentieel, maar het heeft zijn moment. Het drinken van grote hoeveelheden tijdens een maaltijd verdunt de spijsverteringsenzymen en vertraagt de werking van de maag. Het is beter om prioriteit te geven aan een goede hydratatie tussen de maaltijden door, en tijdens het eten zo weinig mogelijk te drinken.

Het leren van de juiste voedselcombinaties betekent ook luisteren naar je lichaam. Ieder mens heeft zijn eigen behoeften, zijn eigen ritme. Door te observeren hoe we ons voelen na een maaltijd, verfijnen we ons vermogen om te kiezen wat echt bij ons past.

Het respecteren van de kunst van voedselcombinaties betekent dat we ons lichaam een omgeving bieden die bevorderlijk is voor evenwicht. Een harmonieuze spijsvertering maakt energie vrij, voedt de mentale helderheid en draagt bij aan innerlijke vreugde. Het is een eenvoudig maar krachtig geschenk dat we onszelf bij elke maaltijd geven.

20. Vereenvoudig het bord om de geest lichter te maken

Eenvoud is een daad van liefde jegens jezelf. Door ons bord te vereenvoudigen, vereenvoudigen we ook het leven van ons lichaam, en bij uitbreiding dat van onze geest. Een gevarieerd dieet betekent niet een overbelast bord. Het is in evenwicht en harmonie dat ware rijkdom schuilt.

Wanneer we te veel voedsel in dezelfde maaltijd mengen, belasten we ons lichaam boven zijn behoeften. Elk voedingsmiddel vereist specifieke enzymen, een andere verteringstijd en soms een tegenstrijdige chemische omgeving. Deze complexiteit vertraagt het spijsverteringsproces en put onze energiereserves uit.

Een eenvoudige maaltijd, bestaande uit een paar goed gekozen voedingsmiddelen, biedt alles wat het lichaam nodig heeft zonder het te overbelasten. Een salade van rauwe groenten, een paar gekiemde zaden en een scheutje koudgeperste olie zijn vaak voldoende om onze cellen diep te voeden. Met dit soort lichte maaltijden kan het lichaam zich concentreren op herstel en eliminatie in plaats van op een moeizame spijsvertering.

Het bord vereenvoudigen betekent ook dat je de seizoenen leert respecteren. Elke tijd van het jaar biedt voedsel aangepast aan onze behoeften. In de zomer hydrateren en verfrissen sappige vruchten. In de winter verwarmen en versterken wortelgroenten. Door terug te keren naar deze seizoensgebonden eenvoud worden we opnieuw verbonden met de natuur en haar cycli.

Gewoon eten is ook een manier om een gezonde relatie met eten te herstellen. Als de plaat te complex is, kan de geest verdwalen in verlangens en excessen. Eenvoudig, levend voedsel kalmeert dwanghandelingen en helpt ons een serene relatie te vinden met wat we consumeren.

De geest wordt zwaar als het lichaam rommelig is. Een moeilijke spijsvertering, een overbelaste lever of een lijdende darm hebben direct invloed op ons humeur en onze gedachten. Door te kiezen voor eenvoudigere maaltijden maken we ruimte vrij, zowel in onze maag als in ons hoofd.

Deze terugkeer naar eenvoud betekent niet dat je het plezier moet opgeven. Integendeel, het gaat om het herontdekken van de ware smaak van eten. Een zongerijpte tomaat, een handvol verse bessen of een knapperige groente herinneren ons eraan hoe de natuur de dingen goed weet te doen.

Door het bord te vereenvoudigen, geven we onszelf de kans om te vertragen, te ademen en volledig te genieten. Elke maaltijd wordt een moment van dankbaarheid, een weldadige onderbreking van de drukte van het dagelijks leven. Het is een keuze die het lichaam verlicht, de geest bevrijdt en vreugde voedt.

21. De rol van kauwen bij verzadiging

Eten is een essentiële handeling, maar vaak doen we het te snel, zonder te genieten van de rijkdom ervan. Kauwen is echter veel meer dan een eenvoudig mechanisch gebaar. Het is de eerste stap naar een harmonieuze spijsvertering en blijvende verzadiging.

Als we langzaam kauwen, geven we ons lichaam de tijd om zich voor te bereiden. Spijsverteringsenzymen, zoals amylase in speeksel, beginnen al met hun werk. Door dit voorbereidende proces kan de maag voedsel ontvangen dat beter gefragmenteerd en gemakkelijker verteerbaar is.

Maar kauwen stopt niet bij de spijsvertering. Het speelt een sleutelrol in het verzadigingssignaal dat door de hersenen wordt verzonden. Door lang te kauwen geven we ons lichaam de tijd om de signalen waar te nemen dat het gevoed wordt en kan stoppen. Dit gevoel van verzadiging komt niet plotseling, maar geleidelijk, dankzij een subtiele dialoog tussen het spijsverteringsstelsel en de hersenen.

Levend voedsel, rijk aan vezels, nodigt van nature uit tot langzamer kauwen. Het kraken van een wortel, het proeven van een koolblad of het genieten van een handvol amandelen dwingt je om het rustiger aan te doen. Deze vertraging is waardevol: het brengt ons opnieuw in contact met het gevoel van eten en helpt ons excessen te vermijden.

Snel eten verstoort dit evenwicht daarentegen. Wanneer we een maaltijd nuttigen, komen de signalen van verzadiging te laat. Het lichaam is al overbelast voordat het tijd heeft om 'stop' te zeggen. Dit kan leiden tot spijsverteringsongemakken en een zwaar gevoel dat op onze vitaliteit drukt.

Kauwen betekent ook de tijd nemen om te genieten. De textuur, smaak en versheid van voedsel worden volledig onthuld als we er deze aandacht aan besteden. Elke hap wordt een moment van genot, en dit genot voedt zowel de ziel als het lichaam.

Door bewust te kauwen wordt de heilige dimensie van de maaltijd hersteld. Het gaat niet alleen om eten om jezelf te voeden, maar om het zorgen voor jezelf op elk moment. Door langzaam te kauwen eren we wat we eten, respecteren we ons lichaam en cultiveren we een meer evenwichtige relatie met voedsel.

Dit eenvoudige gebaar, dat vaak wordt verwaarloosd, is een kostbare sleutel tot het herwinnen van lichtheid. Een rustige spijsvertering, blijvende verzadiging en ware aanwezigheid bij jezelf zijn de vruchten. Kauwen is een daad van liefde, een geschenk dat we onszelf bij elke maaltijd geven.

22. Eet minder, leef meer

Onze tijd dwingt ons tot overconsumptie. Te veel eten, te snel, te vaak. Toch wordt echte overvloed niet gevonden in overdaad, maar in kwaliteit en bewustzijn. Minder eten is niet jezelf tekort doen, het is kiezen om anders te eten, met meer liefde en respect voor jezelf.

Wanneer we de hoeveelheden verminderen, geven we ons lichaam de kans om zich te concentreren op wat echt belangrijk is: het verteren, repareren en vernieuwen van de cellen. Een mager organisme is een organisme dat beter ademt, dat zijn evenwicht en zijn natuurlijke vitaliteit terugkrijgt.

Overdaad aan voedsel maakt je moe. Het belast de lever, belast de darmen te zwaar en creëert een teveel aan gifstoffen. Door minder te eten, laten we ons spijsverteringsstelsel rusten. Door deze rust komt waardevolle energie vrij, die het lichaam kan gebruiken voor andere essentiële functies: eliminatie, regeneratie en het bestrijden van ontstekingen.

Het verkleinen van onze porties betekent ook het herontdekken van de ware smaak van voedsel. Een hapje knapperige groenten, een rijpe vrucht of een handvol smakelijke zaden zijn voldoende om onze behoeften te bevredigen. Als we minder eten, wordt elk voedsel een schat, elke maaltijd een feest voor onze smaakpapillen en onze geest.

Het gaat ook om ritme. Door onze maaltijden te spreiden en ons lichaam de tijd te geven om te verteren en te assimileren, respecteren we zijn behoeften. Het lichaam is niet ontworpen om voortdurend te verteren. Regelmatige pauzes zorgen ervoor dat het zichzelf kan reinigen, vernieuwen en ons van blijvende energie kan voorzien.

Minder eten betekent luisteren naar je lichaam. Het hongergevoel is geen vijand, maar een gids. Het leren onderscheiden van echte honger van emotionele verlangens of eetgewoonten is een weg naar vrijheid. We ontdekken dat we vaak minder nodig hebben dan we dachten.

Deze keuze om minder te eten betekent niet dat je het plezier moet opgeven. Integendeel, het nodigt uit om volop te genieten van elk moment. Een licht dieet voedt het lichaam zonder het te verzwaren, en het voedt ook de geest met nieuwe helderheid.

Meer leven betekent dat je je licht, alert en in harmonie met jezelf voelt. Door minder te eten, maken we ruimte voor wat echt belangrijk is: energie, vreugde en welzijn. Het is een eenvoudige, maar krachtige keuze die de deur opent naar een rijker, levendiger leven.

23. De energie van gekiemde zaden

Gekiemde zaden zijn een natuurwonder, een explosie van leven in zo'n klein element. Alleen zij belichamen de kracht van transformatie. Van eenvoudige zaden worden ze in slechts een paar dagen een concentraat van vitaliteit, vol enzymen, vitamines en mineralen.

Wanneer we gekiemde zaden eten, nemen we deze levende energie op. Deze kleine schatten groeien en dragen een kracht met zich mee die onze eigen energie ondersteunt. Ze voeden het lichaam diep en zijn tegelijkertijd licht om te verteren, ideaal voor een organisme dat op zoek is naar evenwicht en lichtheid.

Elk zaadje bevat het potentieel van een hele plant. Terwijl het ontkiemt, komen de voedingsstoffen vrij en worden ze veel beter biologisch beschikbaar. Het kiemproces vermindert de hoeveelheid enzymremmers in droge zaden, waardoor mineralen zoals calcium, magnesium of ijzer beter toegankelijk worden voor het lichaam.

Gekiemde zaden zijn niet alleen een ongelooflijke bron van voedingsstoffen, ze leven ook. Door ze te eten, introduceren we een levendig dieet in ons lichaam, dat veel meer biedt dan alleen calorieën. Ze helpen onze eigen vitale energie te reactiveren en ondersteunen onze cellen bij hun regeneratie.

Door hun lichtheid zijn ze perfect om een maaltijd te begeleiden of een salade te verrijken. Een handvol gekiemde zaden is voldoende om van een gewoon gerecht een waar feest voor het lichaam te maken. Ze zijn ook een voordelige en eenvoudige manier om gezond te eten. Een pot, een beetje water en een paar dagen zijn genoeg om deze klompjes leven beschikbaar te hebben.

Het consumeren van gekiemde zaden is ook een daad van opnieuw contact maken met de natuur. Hun groeiproces, zo snel en zo zichtbaar, herinnert ons aan de kracht van het leven. Door ze in onze voeding te integreren, maken we een bewuste keuze: de voorkeur geven aan leven, frisheid en de essentie van wat de natuur ons kan bieden.

Deze kleine scheuten zijn ook bondgenoten bij het beheersen van ons gewicht. Ze zijn rijk aan vezels, bevorderen het verzadigingsniveau en ondersteunen de darmtransit. Ze helpen een gezonde microbiota te behouden, essentieel voor een soepele spijsvertering en versterkte immuniteit.

Door ons lichaam gekiemde zaden aan te bieden, geven we het puur, levend en diepvoedend voedsel. Het komt dichter bij een eenvoudig en betekenisvol dieet, dat het lichaam voedt en de geest wakker maakt.

24. Superfoods: natuurlijke booster

In de wereld van planten en voedingsmiddelen vallen sommige op door hun uitzonderlijke rijkdom. Ze worden 'superfoods' genoemd. Deze term is geen modestatement, maar een erkenning van hun vermogen om het lichaam te voeden, zuiveren en revitaliseren.

Deze natuurlijke schatten concentreren voedingsstoffen in verbazingwekkende hoeveelheden. Ze zijn vaak rijk aan vitamines, mineralen, antioxidanten, essentiële vetzuren en zelfs enzymen. Hun voedingsdichtheid maakt ze waardevol, zelfs in kleine hoeveelheden. Door ze aan onze voeding toe te voegen, geven we ons lichaam een natuurlijke boost om weer in balans te komen.

Spirulina is bijvoorbeeld een microalg met ongelooflijke eigenschappen. Het is een uitzonderlijke bron van complete eiwitten en zit boordevol ijzer, vitamine B12 en bètacaroteen. Een kleine dosis is voldoende om energie te leveren, de immuniteit te ondersteunen en het lichaam alkalisch te maken.

Chiazaden zijn echte omega-3-bommen. Deze essentiële vetzuren ondersteunen de gezondheid van de hersenen, verminderen ontstekingen en verbeteren de hormonale balans. Gehydrateerd vormen ze een gel die de darmtransit helpt reguleren en het gevoel van verzadiging verlengt.

Rauwe cacao is, verre van verwerkte chocolade, een onschatbare bron van magnesium, antioxidanten en stoffen die een goed humeur stimuleren. Als het in kleine hoeveelheden wordt geconsumeerd, helpt het stress te verminderen en tegelijkertijd het zenuwstelsel te voeden.

Acai-bessen, afkomstig uit de bossen van het Amazonegebied, zijn een jeugdelixer. Ze zijn rijk aan antioxidanten en beschermen de cellen tegen veroudering, versterken het immuunsysteem en bevorderen een stralende teint.

Het integreren van deze superfoods is niet zoeken naar een wonderoplossing. Ze vervangen een levend en gevarieerd dieet niet, maar verrijken het. Ze fungeren als waardevolle bondgenoten en zorgen voor de extra energie en vitaliteit die het lichaam soms kan missen.

De sleutel is eenvoud. Een lepel spirulina in een vers sapje, een paar chiazaadjes in een smoothie of een handjevol acaibessen op een fruitsalade zijn voldoende. Deze kleine gewoonten, die regelmatig worden toegepast, transformeren onze voeding in een echte bron van zorg.

Deze voedingsmiddelen zijn er niet alleen om tekorten aan te vullen, maar om ons potentieel te laten ontwaken. Ze herinneren ons eraan dat de natuur vol oplossingen zit om ons te ondersteunen. Door te kiezen voor superfoods zetten we een stap richting bewust eten, rijk aan betekenis en leven.

25. Vijanden van vitaliteit: dood voedsel

Vitaliteit wordt gevoed door het leven. Dit eenvoudige principe wordt echter vaak vergeten in onze moderne samenleving, waar dood voedsel ons bord is binnengedrongen. Wat zijn deze dode voedingsmiddelen? Zij zijn degenen die hun levende essentie, hun natuurlijke energie, hebben verloren.

Getransformeerd, gedenatureerd, verfijnd, bieden ze niets meer aan het lichaam, behalve een illusie van verzadiging.

Laten we witte suiker nemen. Het is afkomstig van bieten of suikerriet en is in de eerste plaats een levend voedsel, rijk aan voedingsstoffen en vezels. Maar na de vele fasen van raffinage is het enige dat overblijft een leeg poeder, verstoken van alles wat de natuur erin heeft gestopt. Het consumeren van deze suiker levert niet alleen niets gunstigs op voor het lichaam, maar berooft het ook van de energie om het te verteren en de verzurende effecten ervan te neutraliseren.

Geraffineerde oliën volgen hetzelfde patroon. Bij verhitting tot hoge temperaturen verliezen ze hun essentiële vetzuren en worden ze zware stoffen voor de lever. Hun regelmatige consumptie verstopt het lichaam, in plaats van het te voeden en te ondersteunen.

En hoe zit het met ultrabewerkte producten, deze verpakte en kant-en-klare voedingsmiddelen? Hun lange, vaak onbegrijpelijke lijst met ingrediënten is een waarschuwingssignaal. Additieven, kleurstoffen, conserveermiddelen en kunstmatige smaakstoffen vervangen essentiële voedingsstoffen. Deze producten zijn nepvoedsel, gevuld met lege calorieën die onze stofwisseling verstoren en ontstekingen bevorderen.

Dood voedsel is niet beperkt tot bewerkte producten. Groenten en fruit die te vroeg worden geplukt, over lange afstanden worden vervoerd en wekenlang worden bewaard, verliezen veel van hun vitaliteit. Zelfs hun smaak lijdt eronder, gedenatureerd en flauw.

Elke keer dat we dood voedsel eten, vragen we ons lichaam om zijn eigen reserves aan te spreken om te verwerken wat het binnenkrijgt. Dit put onze energie uit en belast onze organen. Beetje bij beetje manifesteert deze overbelasting zich in vermoeidheid, gewichtstoename en verschillende onevenwichtigheden.

Om de vitaliteit terug te krijgen, moeten we terugkeren naar de bronnen: levend, natuurlijk, volwaardig voedsel. Degenen die niet zijn verwerkt, die op rijke grond groeien en die vers worden gegeten. Ze voeden, reinigen en geven energie aan het lichaam. Door dood voedsel te elimineren, doen we een krachtige daad voor onze gezondheid en welzijn.

Kiezen voor levend voedsel is kiezen voor leven. Het biedt ons lichaam wat het nodig heeft om te bloeien, zichzelf te herstellen en te stralen. De natuur wijst ons de weg. Het is aan ons om ernaar te luisteren en deze eenvoudige en universele wijsheid te herontdekken.

26. Word lichter dankzij monodiëten

Het lichaam beschikt over ongelooflijke wijsheid. Wanneer het rust krijgt en zichzelf reinigt, regenereert het op natuurlijke wijze. Het monodiet is een zachte en toegankelijke praktijk om het lichaam te helpen zijn evenwicht terug te vinden. Het bestaat uit het consumeren van slechts één voedingsmiddel, bij voorkeur rauw, gedurende een beperkte periode.

Waarom slechts één voedsel? Omdat het het spijsverteringswerk vereenvoudigt. Wanneer we gevarieerd eten, mobiliseert ons spijsverteringssysteem een groot deel van zijn energie om verschillende voedingsmiddelen om te zetten in opneembare voedingsstoffen. Bij een monodiet komt deze energie vrij. Het lichaam kan het vervolgens gebruiken om zichzelf te ontgiften en te herstellen.

Tot de meest populaire monodiëten behoren die op basis van fruit. Appels zijn bijvoorbeeld een goede keuze. Ze zijn rijk aan vezels en pectine, stimuleren de eliminatie van gifstoffen en zorgen tegelijkertijd voor zachtheid en verzadiging. Druiven zitten op hun beurt vol met antioxidanten en hydrateren diep.

Groenten kunnen ook een ideale basis zijn. Een monodieet van geraspte wortelen biedt bijvoorbeeld een cocktail van vitamines en bevordert tegelijkertijd een goede darmtransit. Groene groenten, zoals courgettes of komkommers, zijn bijzonder alkaliserend, verzachten ontstekingen en revitaliseren het lichaam.

De duur van een monodiet varieert afhankelijk van de behoeften en mogelijkheden van elk individu. Voor sommigen is één dag genoeg om verlichting van de spijsvertering en mentale lichtheid te voelen. Voor anderen kunt u met drie dagen volledig profiteren van de voordelen van deze diepe reiniging.

Het is belangrijk om goed naar jezelf te luisteren. Het monodiet is geen oefening in ontbering, maar een kans om opnieuw verbinding te maken met je lichaam. Gedurende deze tijd kan men mentale helderheid, hernieuwde energie of zelfs opgekropte emoties naar de oppervlakte voelen komen. Deze tekenen getuigen van het innerlijke werk dat plaatsvindt.

Zodra het monodiet is afgelopen, moet de terugkeer naar een gevarieerd dieet soepel verlopen. Door terug te keren naar levend, eenvoudig, volwaardig voedsel verlengt u de voordelen van reiniging.

Door af en toe het monodiet te volgen, betekent dit dat u uw lichaam een welverdiende pauze gunt. Het zegt hem: 'Ik luister naar je, ik respecteer je, ik steun je. En tijdens dit proces van verlichting is het vaak de geest die zichzelf evenzeer bevrijdt als het lichaam. Eenvoud voedt een vorm van diepe vreugde, die van het gevoel in harmonie te zijn met zichzelf en met de natuur.

27. De kracht van ontstekingsremmende kruiden

Specerijen zijn echte schatten van de natuur. Ze verrijken niet alleen onze gerechten, ze hebben ook het vermogen om het lichaam te genezen, te kalmeren en diep te voeden. Onder hen vallen sommigen op door hun ontstekingsremmende kracht en fungeren ze als waardevolle bondgenoten voor een harmonieus organisme.

Kurkuma staat vaak in het middelpunt van de belangstelling, en met goede reden. De curcumine, een krachtige antioxidant, bestrijdt ontstekingen bij de wortel. Toegevoegd aan een soep-, sap- of groentegerecht werkt het als een balsem voor onze zakdoekjes. Gecombineerd met een snufje zwarte peper wordt het nog effectiever, omdat de piperine in de peper de opname van curcumine door het lichaam verhoogt.

Gember, met zijn pittige, verwarmende smaak, is een ander juweeltje. De ontstekingsremmende eigenschappen ontlasten de gewrichten, stimuleren de spijsvertering en versterken het immuunsysteem. Een infusie van verse gember, gegarneerd met citroen, is een geruststellend en zuiverend drankje.

Kaneel, zoet en geurig, is ook een krachtige ontstekingsremmer. Het reguleert de bloedsuikerspiegel, verzacht interne ontstekingen en stimuleert de bloedsomloop. Gestrooid op fruit of verwerkt in warme dranken, geeft het elke hap een warme en weldadige noot.

Kruidnagels, hoewel klein, hebben een krachtige werking. Hun concentratie in eugenol maakt ze nuttig voor het verminderen van pijn en het kalmeren van ontstekingen. Een kruidnagelinfusie is ideaal om keelpijn te verlichten of gewoon om rustgevende energie te geven.

Paprika, vooral in de zoete of gerookte versie, en cayennepeper, rijk aan capsaïcine, zijn uitstekende circulatieactivatoren. In kleine doses verwarmen ze het lichaam en bevorderen ze de eliminatie van stagnerende gifstoffen.

Deze kruiden zijn niet alleen heilzaam, maar bieden ook een oneindig palet aan smaken. Hiermee kunt u levendige en smakelijke gerechten bereiden terwijl u voor uw lichaam zorgt. Door ze te integreren in een natuurlijk en eenvoudig dieet, combineren we plezier en gezondheid, harmonie en lichtheid.

De magie van specerijen schuilt in hun eenvoud. Een vleugje kurkuma, een snufje gember of een vleugje kaneel zijn voldoende om ons bord te verrijken en ons dagelijks leven te verfraaien. Ze herinneren ons eraan dat in de meest bescheiden dingen vaak de grootste krachten verborgen liggen. Bij elke maaltijd vieren ze vitaliteit en welzijn en begeleiden ze ons zachtjes op het pad naar herwonnen evenwicht.

28. Hydratatie, veel meer dan een reflex

Water vormt de kern van het leven. Elke cel, elk orgaan, elke functie van het lichaam is afhankelijk van deze essentiële vloeistof. Toch onderschatten we in ons moderne leven vaak de diepgaande en cruciale rol ervan. Water drinken moet geen simpele reflex zijn, maar een ware daad van liefde voor ons lichaam.

Wanneer we goed hydrateren, geven we ons lichaam de middelen om harmonieus te functioneren. Water transporteert voedingsstoffen naar de cellen, verwijdert afval en reguleert onze temperatuur. Het verzacht ontstekingen en ondersteunt de bloedsomloop. Een goed gehydrateerd lichaam is een lichaam dat vloeibaar, licht en in volledige vitaliteit is.

De waterkeuze is cruciaal. Levend water, puur en licht gemineraliseerd, respecteert ons innerlijke evenwicht. Water dat rijk is aan mineralen kan onze nieren op de lange termijn vermoeien. Laten we daarom de voorkeur geven aan zoet en dynamisch water, dat onze vitaliteit werkelijk voedt.

Het gaat niet alleen om drinken, maar om bewust drinken. Een slokje vers water als je wakker wordt, activeert de organen en bereidt je voor op de dag. Drinken vóór de maaltijd ondersteunt de spijsvertering, terwijl kleine hoeveelheden gedurende de dag een consistent hydratatieniveau behouden. Laten we grote hoeveelheden ijswater vermijden, wat de spijsvertering verstoort, en de voorkeur geven aan water op kamertemperatuur of licht lauw, om ons innerlijke vuur te begeleiden.

Maar water komt niet alleen uit glas. Verse groenten en fruit, vol water, zijn een waardevolle bron van hydratatie. Een knapperige salade, een sappige meloen of een handvol komkommer voeden onze weefsels en zorgen voor vitamines en mineralen.

Hydratatie is ook een kwestie van luisteren. Een uitgedroogd lichaam zendt signalen uit: ongebruikelijke vermoeidheid, een droge huid of zelfs een plotselinge trek in voedsel. Vaak is het geen voedsel dat we nodig hebben, maar een eenvoudig glas water.

We bestaan voor ongeveer 70% uit water, een spiegel van de aarde zelf. Wanneer we dit evenwicht respecteren, verbinden we ons opnieuw met de natuur, met onze diepe essentie. Water is veel meer dan een fysiologische behoefte: het is een heilige link met het leven, een instrument voor zuivering en vernieuwing.

Elk glas water kan een moment van dankbaarheid worden, een pauze om opnieuw te focussen en op één lijn te komen. Ons lichaam hydrateren betekent onze vitale energie voeden. En in deze eenvoudige en dagelijkse handeling schuilt een kostbare sleutel tot bloei en glans.

29. Het plezier van het kleurrijke bord

Een kleurrijk bord is een uitnodiging tot vreugde. Het roept diversiteit, overvloed en leven op. Voedselkleuren zijn niet alleen een genot voor de ogen, ze zijn ook boodschappers van gezondheid en vitaliteit.

Elke plantkleur bevat specifieke voedingsstoffen die het lichaam voeden en beschermen. Het rood van tomaten of paprika's, rijk aan lycopeen, ondersteunt het hart en versterkt de immuniteit. Het bladgroen van spinazie of boerenkool zit vol met chlorofyl, dat zuivert en revitaliseert. Het goudgeel van pompoen en citroenen biedt antioxidanten die de huid verhelderen en ontstekingen verzachten.

Het samenstellen van een kleurrijk bord betekent het creëren van harmonie tussen smaken en voordelen. Hoe rijker het palet, hoe meer variatie aan micronutriënten het lichaam ontvangt. Het stimuleert onze zintuigen, wekt onze nieuwsgierigheid en nodigt ons uit om dankbaar van elke hap te genieten.

Naast gezondheid voeden kleuren de ziel. Ze verbinden ons met de natuur, met de aarde, met de zon. Een levendig, natuurlijk gerecht kalmeert de geest en nodigt uit om te vertragen. Ingewikkeld hoeft het niet te zijn: een mix van rauwe groenten, een regenboogsoep of een seizoensfruitsalade is voldoende om de smaakpapillen te verwennen.

Kinderen houden vaak van kleurrijke gerechten. Hun instinct duwt hen naar wat levend en vreugdevol is. Als volwassenen kunnen we deze eenvoud en het plezier herontdekken door onze borden te vullen met gevarieerde en natuurlijke voeding.

Een kleurrijk bord vind je niet in de bewerkte gangpaden van supermarkten. Hij bloeit op de markt, in een mand met lokale groenten of in de tuin. Ze belichaamt het levende, het authentieke, en nodigt ons uit om terug te keren naar het essentiële: eten om te voeden, om voor te zorgen, om lief te hebben.

Door de voorkeur te geven aan vers, kleurrijk voedsel, doen we meer dan alleen ons lichaam van brandstof voorzien. We ondersteunen onze energie, ons humeur en zelfs onze creativiteit. Elke maaltijd wordt een feest, een moment van verbinding met jezelf en met de wereld.

Dus laten we de kleuren ons bord en ons leven laten verlichten. Ze zijn een geschenk van de natuur, een herinnering aan haar vrijgevigheid. En in elke tint schuilt een belofte van welzijn, lichtheid en herontdekte vreugde.

30. Maak opnieuw verbinding met je eetinstinct

Ons lichaam weet het. Lang voordat voedselrages, advertenties en dogma's de boodschappen vertroebelden, bezat hij een aangeboren wijsheid. Deze instinctieve kennis, gegraveerd in onze cellen, begeleidt onze keuzes om het leven in ons te voeden. Opnieuw verbinding maken met dit voedselinstinct betekent het vinden van de weg naar eenvoud, balans en vreugde.

Het voedselinstinct duwt ons in de richting van wat goed, waar en natuurlijk is. Observeer een kind dat levend voedsel tegenkomt: hij reikt naar een rijp fruit, een knapperige wortel, een handvol verse bessen. Hij herkent intuïtief wat hem de energie geeft die hij nodig heeft. Maar naarmate we groeien, verzwakt deze verbinding, gesmoord door kunstmatige gewoonten en gemengde signalen.

Om dit instinct te vinden, moet je beginnen met jezelf te kalmeren. Luister na elke maaltijd naar je lichaam: voelt het licht, energiek of zwaar en moe? Laat je gevoelens spreken, zonder oordeel, en erken wat je echt voedt. Het lichaam reageert altijd eerlijk.

Mindful eten is de sleutel. Door te vertragen, te kauwen en van elke hap te genieten, laten we onze instincten doorkomen. Zeer snel verwerpt het lichaam wat zwaar, chemisch of zonder vitaliteit is. Het vraagt om wat fris, levend en levendig is.

Opnieuw verbinding maken met je instinct betekent ook het respecteren van natuurlijke honger en verzadiging. Te vaak eten we uit gewoonte, stress of afleiding. Ons lichaam weet echter precies hoeveel het nodig heeft. Vertrouwen op uw signalen betekent dat u uw vermogen om uw evenwicht te bewaren respecteert.

De natuur is onze gids. Het voedsel dat in onze omgeving groeit, in het seizoen en wanneer het rijp is, past het beste bij ons. Hun authentieke smaak en geur zijn voldoende om een diep gevoel van voldoening in ons op te wekken.

Deze herverbinding is een pad naar vrijheid. Het bevrijdt ons van diëten, berekeningen en externe bevelen. Het brengt ons terug bij de essentie: luisteren, voelen, kiezen met liefde en bewustzijn.

Door opnieuw verbinding te maken met ons voedselinstinct, zorgen we voor ons lichaam en geest. We sluiten vrede met ons dieet en vinden een gezonde, intuïtieve en vreugdevolle relatie met wat we eten. In ieder van ons is het instinct aanwezig, klaar om ons naar vitaliteit en harmonie te leiden.

31. Moderne gewoonten die ons zwaar belasten

Ons tijdperk, rijk aan vooruitgang, is ook dat van excessen en onevenwichtigheden. In onze borden, onze routines en onze gedachten hebben we gewoonten aangenomen die ons afsnijden van onze diepe natuur en ons zowel fysiek als mentaal zwaar belasten.

Bewerkt voedsel is een van de eerste valkuilen. Gemakkelijk, snel, het belooft direct comfort, maar tegen welke prijs? Deze voedingsmiddelen, ontdaan van hun vitale energie, verzadigd met geraffineerde suikers, additieven en industriële vetten, verstoppen ons lichaam. Het lichaam, dat ze niet als bondgenoten kan herkennen, put zichzelf uit in een poging ze te verteren, te neutraliseren of op te slaan. Deze opslag, vaak in de vorm van vet, wordt een last.

Daarbij komt nog de sedentaire levensstijl, deze moderne gewoonte om urenlang stil te blijven zitten. Onze lichamen, gemaakt om te bewegen, om te dansen met het leven, bevriezen. Gifstoffen stapelen zich op, gewrichten verstijven en onze energie neemt af. Beweging is een essentiële sleutel, maar is naar de achtergrond verbannen, achter schermen en comfortabele stoelen.

Onze hectische levens dwingen ons ook om snel en zonder geweten te eten, vaak achter een televisie of een computer. Dit gebrek aan aanwezigheid ontkoppelt onze geest van ons lichaam. We slikken zonder echt te genieten, zonder te luisteren naar onze verzadigingssignalen. En dus eten we meer dan we nodig hebben, waardoor niet alleen onze maag, maar ook onze geest zwaar belast wordt.

Moderne stress speelt ook een centrale rol. Door deze constante druk komen hormonen vrij die onze stofwisseling verstoren, onze behoefte aan suiker vergroten en de spijsvertering belemmeren. Stress zorgt ervoor dat we in een vicieuze cirkel terechtkomen: hoe gespannener we zijn, hoe meer we ons wenden tot snelle en onevenwichtige oplossingen.

Ten slotte zijn onze slaapgewoonten opgeofferd op het altaar van productiviteit en entertainment. Slaap van slechte kwaliteit brengt onze hormonen in onbalans, bevordert gewichtstoename en berooft ons van de energie die nodig is om gezonde keuzes te maken.

Teruggaan naar de basis betekent het verminderen van de gewoonten die ons belasten. Zoek een eenvoudig, levend dieet, dicht bij de natuur. Zet beweging weer centraal in onze dagen. Neem de tijd om met aandacht van elke hap te genieten. Cultiveer momenten van kalmte, meditatie, om de geest te kalmeren. En respecteer de slaap, deze bondgenoot van onze wedergeboorte.

Elke kleine actie telt. Door deze moderne gewoonten te transformeren, zetten we een stap in de richting van een leven dat lichter, vreugdevoller en meer in harmonie is met onze ware aard.

32. Herstellende slaap om af te vallen

Slaap is de bakermat van ons welzijn. Elke nacht regenereert ons lichaam, herstellen onze cellen zichzelf en richt onze geest zich opnieuw. In onze hectische levens wordt een rustgevende slaap echter vaak opgeofferd en naar de achtergrond verbannen. Het speelt echter een cruciale rol in onze zoektocht naar lichtheid en gezondheid.

Kwaliteitsslaap is meer dan alleen rust. Dit is een tijd waarin onze stofwisseling zichzelf reguleert, waarin de hongerhormonen, ghreline en leptine, hun evenwicht vinden. Een gebrek aan slaap brengt deze hormonen uit balans, waardoor de behoefte aan zoetigheid en vetten toeneemt en gewichtstoename wordt bevorderd. Door voldoende slaap te krijgen, harmoniseren we onze eetlust, verminderen we de hunkering en maken we bewust, uitgebalanceerd eten mogelijk.

Tijdens de diepe slaap maakt ons lichaam groeihormonen vrij die helpen vet te verbranden en spiermassa op te bouwen. Deze hormonen zijn essentieel voor het behoud van een actief en efficiënt metabolisme. Herstellende rust optimaliseert dus ons vermogen om op natuurlijke wijze af te vallen, zonder overmatige inspanning of ontbering.

Maar een goede nachtrust beperkt zich niet tot het fysieke. Het is ook de toevlucht van onze geest. Een kalme en uitgeruste geest neemt betere beslissingen, gaat effectiever om met stress en behoudt een positieve houding ten opzichte van uzelf en uw doelen. Een hernieuwde sereniteit heeft een directe invloed op onze relatie met eten, waardoor elke maaltijd verandert in een moment van plezier en dankbaarheid in plaats van een reactie op stress of angst.

Om een goede nachtrust te bevorderen, is het essentieel om voor het slapengaan een ontspanningsritueel te creëren. Het vermijden van schermen, het lezen van een inspirerend boek of het beoefenen van diepe ademhalingstechnieken helpen de geest te kalmeren en het lichaam voor te bereiden op rust. Een licht en uitgebalanceerd dieet 's avonds, rijk aan levend en ontstekingsremmend voedsel, draagt ook bij aan een betere slaapkwaliteit.

Ook het milieu speelt een sleutelrol. Een rustgevende, goed geventileerde kamer, met een aangename temperatuur en gunstige duisternis, bevordert het inslapen en het behouden van een diepe slaap. Zoete geuren, zoals lavendel of kamille, kunnen dit gevoel van kalmte en welzijn versterken.

Herstellende slaap is een waardevolle bondgenoot in ons gewichtsverliestraject. Door het de aandacht te geven die het verdient, bieden we ons lichaam en geest de ideale omstandigheden om te bloeien en te transformeren. Het is in deze uren van diepe rust dat de draden van onze vitaliteit en onze lichtheid worden geweven.

Terugkeren naar een goede nachtrust betekent ervoor kiezen om jezelf te respecteren, van jezelf te houden en jezelf de middelen te geven om in vreugde en harmonie te leven. Het betekent erkennen dat de sleutel tot ons welzijn net zo goed in de sterren ligt als in onze zoetste dromen. Door deze heilige slaap te cultiveren, zetten we een verdere stap naar een vervullend leven, vol energie en lichtheid.

33. De sleutels tot het verminderen van oxidatieve stress

Oxidatieve stress is een stille vijand, een verraderlijke onevenwichtigheid waarbij vrije radicalen de natuurlijke afweer van ons lichaam overweldigen. Deze onstabiele moleculen, geproduceerd door de stofwisseling of geïntroduceerd door de omgeving, vallen onze cellen aan, versnellen de veroudering en verzwakken onze weefsels. In deze onzichtbare chaos worden vermoeidheid, chronische ontstekingen en problemen met het behouden of herwinnen van een gezond gewicht geboren.

Om deze oxidatieve stress te verminderen en vitaliteit en lichtheid terug te winnen, ligt de sleutel in een holistische benadering. Het begint allemaal met eten, ons eerste schild. Antioxidanten, de echte strijders van de natuur, neutraliseren vrije radicalen en herstellen het evenwicht. Ze zijn te vinden in kleurrijke groenten en fruit, waarbij elke tint een specifieke rijkdom met zich meebrengt. Bessen zitten, net als bosbessen, vol met flavonoïden. Spinazie, wortelen en zoete aardappelen zitten boordevol carotenoïden, terwijl groene thee de kracht van catechines levert.

Goede vetten spelen ook een essentiële rol. Omega-3 vetzuren, aanwezig in lijnzaad, noten en koudgeperste oliën, zijn natuurlijke ontstekingsremmers die onze cellen kalmeren en beschermen tegen aanvallen. Het vermijden van geraffineerde oliën en bewerkte voedingsmiddelen, die veel geoxideerde vetten bevatten, is een andere sleutel tot het behoud van ons lichaam.

Hydratatie is een essentiële bondgenoot. Zuiver water, kruidenthee en verse sappen helpen bij het elimineren van gifstoffen die oxidatieve stress veroorzaken. Wanneer cellen goed gehydrateerd zijn, functioneren ze beter, zijn ze resistenter en kunnen ze opgehoopt afval vrijgeven.

Beweging is net zo essentieel. Matige fysieke activiteit, zoals wandelen, yoga of zwemmen, stimuleert de bloedsomloop en versterkt de eliminatiemechanismen. Maar pas op voor overdaad: intensief sporten, slecht begeleid, kan meer vrije radicalen genereren. Balans is waar de magie ligt.

Ten slotte is bewuste ademhaling een krachtig hulpmiddel. Adem diep in, maak verbinding met het huidige moment, geef je lichaam volledige zuurstof... Zo kun je spanning verminderen, het cortisolniveau verlagen en ontstekingen verzachten. Door regelmatig ademhalingsoefeningen te doen, bevrijden we niet alleen het lichaam maar ook de geest, waardoor de onzichtbare gewichten die op onze schouders drukken worden verlicht.

Ook de omgeving waarin we opereren is van belang. Het beperken van de blootstelling aan verontreinigende stoffen, zoals pesticiden, huishoudelijke chemicaliën of zware metalen, is essentieel. De voorkeur geven aan biologische producten, het zuiveren van de binnenlucht met planten en het gebruik van natuurlijke producten voor in huis kunnen de toxische belasting aanzienlijk verminderen.

Oxidatieve stress hoeft niet onvermijdelijk te zijn. Het is een signaal, een uitnodiging om terug te keren naar de basis, om je lichaam met eenvoud te voeden, zachtjes te bewegen en met sereniteit te kalmeren. Elke stap richting levend voedsel, bewuste ademhaling of een gezuiverde omgeving is een stap richting vreugde, gezondheid en lichtheid. Zo verlichten we onze weg en geven we onze cellen de kracht om weer volop te stralen.

34. Bewust bewegen: een innerlijke dans

Beweging is de uitdrukking van het leven. Alles in de natuur beweegt, trilt, rekt uit en transformeert. Het menselijk lichaam, een meesterwerk van vloeibaarheid en evenwicht, is ontworpen om te bewegen. Toch zijn we in onze moderne levensstijl deze simpele waarheid vergeten. We zitten te veel, we bevriezen, en vaak dwingen we ons lichaam tot mechanische bewegingen, zonder plezier of betekenis.

Bewust bewegen is beweging herstellen naar zijn heilige plaats. Het is niet alleen sporten om calorieën te verbranden of een doel te bereiken. Het gaat over het opnieuw verbinden met jezelf, het volledig bewonen van elk gebaar en luisteren naar wat het lichaam ons te vertellen heeft. Als we bewust bewegen, dansen we met onze adem, praten we met onze spieren, wekken we onze gewrichten en laten we onze innerlijke energie trillen.

Beginnen met eenvoudige acties is essentieel. Een wandeling in de natuur, waarbij elke stap een meditatie wordt, kan een hele dag transformeren. De aarde onder je voeten voelen, het ritme van je hart voelen en diep inademen van de frisse lucht is al een daad van genezing. Deze momenten van zachte beweging herstellen het evenwicht dat een sedentaire levensstijl heeft verbroken.

Yoga, qi gong of intuïtieve dans zijn andere mooie manieren om bewust te bewegen. Deze oefeningen stellen je, veel meer dan lichaamsbeweging, in staat jezelf te aarden, spanning los te laten en diepe vreugde te ontwaken. Ze leren dat elke houding, elke overgang, een kans is om je potentieel te verkennen, je natuurlijke vloeibaarheid te vinden en je geest in harmonie te brengen met je lichaam.

Als we bewust bewegen, cultiveren we ook een intieme relatie met onze ademhaling. De adem wordt de gids van elke beweging, een rode draad die ons terugbrengt naar het huidige moment. Diep ademhalen tijdens het strekken of lopen helpt gifstoffen weg te spoelen en de geest te kalmeren. Vervolgens transformeren we de inspanning in een bron van plezier en lichtheid.

Aandacht besteden aan het gevoel is net zo essentieel. In elke rek, elke samentrekking is er een boodschap te horen. Te vaak duwen we het lichaam onder druk zonder ernaar te luisteren, in de overtuiging dat we moeten lijden om te slagen. Bewust bewegen betekent integendeel je grenzen respecteren terwijl je je potentieel verkent. Het is jezelf toestemming geven om zachtaardig voor jezelf te zijn, terwijl je jezelf laat verrassen door je eigen kracht.

De voordelen van bewust bewegen zijn enorm. Het lymfestelsel, een echt netwerk voor het elimineren van gifstoffen, wordt geactiveerd door deze interne dans. De gewrichten worden gesmeerd, de spieren worden van zuurstof voorzien en de organen krijgen hun vitaliteit terug. Maar meer nog, bewuste beweging voedt de ziel. Het brengt ons terug naar de basis: we leven, en dit leven verdient het om op elk moment gevierd te worden.

Trakteer jezelf dus op deze dagelijkse dans. Of het nu gaat om een paar minuten bewegend ademhalen, een lichte stap op een bospad of een vrije ontdekkingstocht op muziek die je inspireert, laat je lichaam zich uiten. Laat hem je laten zien waartoe hij in staat is en bedank hem voor alles wat hij je laat ervaren. Het is in deze staat van ontwaken en dankbaarheid dat een ware transformatie wordt geboren, waarbij het lichaam zichzelf bevrijdt, lichter wordt en zijn natuurlijke uitstraling terugkrijgt.

35. Win ware honger terug

Honger is een innerlijke stem, een natuurlijke roep van het lichaam. In onze moderne wereld wordt deze stem echter vaak vervormd, gemaskeerd door externe geluiden of gedempt door gewoonten die onze biologie niet langer respecteren. We zijn de echte honger vergeten. In plaats daarvan verwarren we vaak eetlust, emoties en vluchtige verlangens met deze diepe en instinctieve behoefte die ons verbindt met onze vitaliteit.

Echte honger is onmiskenbaar. Ze is niet opdringerig, noch tiranniek. Het manifesteert zich op zachte wijze, als een uitnodiging om onze cellen te voeden en ons lichaam te revitaliseren. Het heeft niets te maken met onbedwingbare trek; deze valse behoefte wordt vaak veroorzaakt door stress, vermoeidheid of de consumptie van onevenwichtig voedsel.

Om echte honger te ontdekken, moet je eerst opnieuw leren luisteren naar je lichaam. Het begint met het nemen van een pauze. Op het moment dat we zin krijgen om te eten, laten we ons afvragen: is het echt honger of iets anders? Heb ik dorst? Ben ik moe? Zoek ik troost? Deze simpele vraag kan onze relatie met voedsel transformeren.

Echte honger ontstaat op natuurlijke wijze wanneer het lichaam de vorige maaltijd heeft verteerd en nieuwe energie nodig heeft. Het gaat gepaard met een heldere geest en een kalme en ontvankelijke maag. Aan de andere kant komen impulsieve verlangens die ons naar zoet of vet voedsel drijven vaak voort uit een onevenwichtigheid. Ze zijn het teken van een organisme dat verzadigd is of op zoek is naar stimulatie.

Voedselkeuze speelt een sleutelrol. Hoe meer we levend, natuurlijk en uitgebalanceerd voedsel consumeren, hoe meer we ons lichaam opnieuw verbinden met zijn werkelijke behoeften. Vers fruit, rauwe groenten, spruitjes en noten zijn zeer voedzaam zonder verslavend te zijn. Door op deze manier te eten, herstellen we de zuiverheid van de honger.

Vasten kan ook een waardevolle bondgenoot zijn. Door een paar uur of een dag niet te eten, laten we het lichaam zichzelf zuiveren en leren we deze diepe, oprechte honger weer te voelen. Zacht vasten reset onze relatie met voedsel en bevrijdt ons van de automatismen die ons distantiëren van onze sensaties.

Het is belangrijk om jezelf te bevrijden van de angst voor honger. In onze samenleving van overvloed hebben we geleerd om de kleinste dip te vrezen, alsof die een bedreiging is. Echte honger is echter geen vijand. Het is een kompas, een gids die ons terugbrengt naar onze essentiële behoeften. Als u ernaar luistert, betekent dit dat u uw lichaam vertrouwt en zijn aangeboren intelligentie respecteert.

Met aandacht eten is een volgende stap in de richting van deze herovering. Neem de tijd om van elke hap te genieten, waardeer de smaken en de texturen en observeer hoe je lichaam reageert. Door te vertragen, laten we de verzadiging op natuurlijke wijze inwerken, zonder overdaad. We herontdekken ook het eenvoudige plezier van eten, deze heilige verbinding met het leven.

Terugkeren naar echte honger betekent uiteindelijk terugkeren naar jezelf. Het is het vinden van een verloren evenwicht, waarbij het eten niet langer een ontsnapping is, maar een gebaar van liefde voor je lichaam. Het bevrijdt jezelf van externe bevelen en conditioneringen om opnieuw verbinding te maken met je instincten. In dit proces vinden we niet alleen een gezond gewicht, maar ook een diepe sereniteit, een vreugde om in harmonie te zijn met onszelf.

36. De voordelen van seizoensgebonden eten

Eten volgens de seizoenen betekent weer verbinding maken met het natuurlijke ritme van het leven. Elk seizoen brengt zijn deel van de schatten met zich mee om ons lichaam en onze geest te voeden in perfecte harmonie met wat we op dat moment nodig hebben. Het is geen toeval dat de zomer ons met water gevuld fruit biedt, perfect om ons te hydrateren in de hitte, terwijl de winter vol wortelgroenten zit, rijk aan energie om ons op te warmen.

Seizoensvoedsel is levend, fris en levendig. Als ze rijp worden geoogst, zitten ze vol voedingsstoffen en vitaliteit. Ze hebben geen duizenden kilometers afgelegd of weken in een koelcel gestaan. Hun energie is intact, hun smaak authentiek. Door ze te consumeren absorberen we deze vitaliteit en versterken we onze eigen energie.

Seizoensgebonden eten is ook een geweldige manier om ons lichaam te ontlasten. Wanneer we seizoensgebonden voedsel eten, vergemakkelijken we de spijsvertering en assimilatie. In de winter brengen gekookte groenten zachtheid en warmte in ons lichaam. In de zomer verfrissen rauwe, sappige vruchten en reinigen ze diep.

Het adopteren van een seizoensgebonden dieet betekent ook het respecteren van diversiteit. Elk seizoen is een kans om uw bord te variëren, nieuwe smaken te ontdekken en uw lichaam te voeden met een compleet assortiment voedingsstoffen. Pompoenen, prei, kastanjes in de herfst; aardbeien, komkommers en tomaten in de zomer. Deze variatie voorkomt eentonigheid en ondersteunt onze algehele gezondheid.

Deze bewuste keuze heeft ook impact op onze planeet. Het eten van lokaal en seizoensgebonden voedsel verkleint onze ecologische voetafdruk. Dit verbindt ons met de cycli van de natuur en nodigt ons uit om de hulpbronnen van de aarde te respecteren. Dit dwingt ons om onze consumptie te heroverwegen en de voorkeur te geven aan kleine producenten en lokale markten in plaats van aan de schappen van supermarkten vol producten die buiten het seizoen liggen.

Terugkeren naar een seizoensgebonden dieet betekent luisteren naar de behoeften van uw lichaam. Het is het observeren van de cycli van de natuur en het volgen ervan met dankbaarheid. Dit vereist geen opoffering, maar eenvoudige rehabilitatie. Door de seizoenen heen vinden we evenwicht, herontdekken we het plezier van bewust eten en maken we van elke maaltijd een daad van liefde voor onszelf en voor de aarde.

37. De zon: jouw afslankende bondgenoot

De zon is veel meer dan een lichtbron. Het is een vitale energie, een essentiële metgezel voor ons welzijn. Elke straal die onze huid streelt, maakt onze cellen wakker, stimuleert onze stofwisseling en nodigt ons lichaam uit om zichzelf op natuurlijke wijze weer in evenwicht te brengen.

Onder invloed van de zon maakt ons lichaam vitamine D aan, een echte schat voor onze gezondheid. Deze vitamine versterkt onze botten, reguleert ons immuunsysteem en speelt een sleutelrol bij het beheersen van ons gewicht. Het fungeert als een innerlijke gids en helpt ons lichaam voedingsstoffen beter te gebruiken en een harmonieuze spijsvertering te bevorderen.

Jezelf met mate blootstellen aan de zon betekent ook dat je een diepe verbinding met de natuur herontdekt. Dit natuurlijke licht reguleert onze biologische ritmes, wekt onze energie op en verbetert ons humeur. Als we ons goed voelen, neemt de drang om emotioneel te eten af. De zon nodigt ons uit om te bewegen, naar buiten te gaan, te ademen en voor onszelf te zorgen.

De hitte van de zon stimuleert ook de bloedsomloop en bevordert de eliminatie van gifstoffen. Door licht te zweten bevrijdt ons lichaam zich van opgehoopte afvalstoffen. Een ochtendwandeling onder de zonnestralen activeert onze stofwisseling en kalmeert onze geest.

De zon fungeert ook als een regulator van onze eetlust. Wanneer we tijd buitenshuis doorbrengen, ver weg van schermen en afleidingen, luisteren we aandachtiger naar onze sensaties. De stress neemt af, de drang om te snacken verdwijnt en we maken opnieuw verbinding met echte en tevreden honger.

Het is echter belangrijk om een respectvolle relatie met de zon te cultiveren. Een paar minuten per dag zijn voldoende om van de voordelen te genieten zonder de gevolgen van overmatige blootstelling te riskeren. Laten we de voorkeur geven aan de milde uren van de ochtend of de avond, en onze huid indien nodig beschermen met natuurlijke oliën of lichte kleding.

De zon verwelkomen in ons dagelijks leven betekent dat we ons openstellen voor een levende en heilzame energie. Het is een waardevolle bondgenoot om ons gewicht in evenwicht te brengen, onze vitaliteit te voeden en ons pad naar een vreugdevolle en harmonieuze gezondheid te verlichten.

38. Koken zonder koken: de kunst van het leven

Koken zonder koken betekent teruggaan naar de basis. Het is het herontdekken van de kracht van voedsel in zijn puurste vorm, dat wat de natuur ons genereus biedt. Elke vrucht, elke groente, elk zaadje zit vol levende energie die ons lichaam veel verder voedt dan alleen calorieën.

Koken, ook al heeft het zijn plaats, kan waardevolle enzymen in voedingsmiddelen veranderen. Deze enzymen zijn als kleine sleutels die onze spijsvertering vergemakkelijken, het werk van ons lichaam verlichten en ons helpen voedingsstoffen op te nemen. Wanneer we kiezen voor rauwe gerechten, respecteren we dit innerlijke leven en laten we onze cellen volledig regenereren.

Koken zonder koken betekent niet dat je het plezier moet opgeven. Integendeel, het is een uitnodiging tot creativiteit. Een kleurrijke groentecarpaccio, een vers gesneden fruitsalade of zelfs een gekiemde notenspread: zoveel lekkernijen die de zintuigen prikkelen en tegelijkertijd diep voedend zijn.

De rauwe smaken zijn levendig en intact. Ze herinneren zich de ochtenddauw, de frisheid van een tuin in de zomer. Deze gerechten brengen ons dichter bij de natuurlijke cyclus van de seizoenen, verankeren ons in het huidige moment en wekken een eenvoudige, bijna kinderlijke vreugde in ons op.

Ook het bereiden van levende maaltijden is een daad van eenvoud. Weinig keukengerei, weinig energie, maar maximale vitaliteit behouden. Het is jezelf bevrijden van potten en de oven om jezelf open te stellen voor zachte en spontane gebaren. Snijden, mixen, marineren: gebaren die de rijkdom aan texturen en smaken vieren.

Door levend te eten, voorzien we ons lichaam van natuurlijke hydratatie en intacte vezels die onze spijsvertering stimuleren. Gifstoffen worden gemakkelijker geëlimineerd en onze energie neemt toe. We voelen een nieuwe lichtheid, een helderheid van geest die ons de hele dag draagt.

Het adopteren van de kunst van het leven betekent het eren van onze verbinding met de aarde en haar vrijgevigheid. Het is kiezen voor een dieet dat niet alleen ons lichaam, maar ook onze ziel voedt. Koken zonder kok is veel meer dan een manier van eten: het is een viering van het leven in al zijn vormen.

39. De rol van enzymen bij de spijsvertering

Spijsverteringsenzymen zijn echte onzichtbare magiërs. Ze transformeren het voedsel dat we eten in voedingsstoffen die ons lichaam kan opnemen. Zonder hen zouden onze maaltijden, zelfs de gezondste, nutteloos blijven en niet in staat zijn onze cellen te voeden en ons van de energie te voorzien die we nodig hebben.

Deze enzymen, die van nature voorkomen in rauw voedsel, zijn essentiële katalysatoren. Ze initiëren de spijsvertering vanaf de eerste hap, waardoor de belasting van onze maag en darmen wordt verminderd. Door levend te eten, werken we samen met ons lichaam en ondersteunen we het in zijn missie in plaats van het te overbelasten.

Wanneer we ons voedsel koken, vaak op te hoge temperaturen, worden de enzymen vernietigd. Dit dwingt ons spijsverteringsstelsel om meer enzymen te produceren ter compensatie, wat kan leiden tot spijsverteringsvermoeidheid, een gevoel van zwaarte en, op de lange termijn, metabolische overbelasting.

Rauwe groenten, fruit, gekiemde zaden en noten zitten vol met actieve enzymen. Elke hap van deze voedingsmiddelen is een uitnodiging voor een soepele en harmonieuze spijsvertering. Door meer levend voedsel in ons dagelijks leven te integreren, zorgen we ervoor dat ons lichaam terugkeert naar zijn natuurlijke ritme, zonder te forceren of te worstelen.

Ook is het belangrijk om goed te kauwen om de enzymen in ons speeksel te activeren. De spijsvertering begint in de mond en elke kauwbeweging vormt de basis voor de rest van het proces. Het is een eenvoudig maar essentieel gebaar, dat vaak vergeten wordt in ons drukke leven.

Enzymen zijn niet beperkt tot de spijsvertering. Ze nemen ook deel aan cellulair herstel, ontgifting en de regulering van veel lichaamsfuncties. Ze zijn waardevolle bondgenoten bij het behouden van onze vitaliteit en het versterken van ons immuunsysteem.

Als u een dieet volgt dat rijk is aan enzymen, betekent dit dat u uw lichaam een welverdiende rust gunt. Het is de natuur haar werk laten doen, zachtjes, zonder overdaad of stress. Het is ook een pad naar herontdekte lichtheid, hernieuwde energie en diepe harmonie tussen lichaam en geest.

40. De verborgen gevaren van verwerkte producten

Verwerkte producten zijn ons bord binnengedrongen en beloven tijdwinst en gemak. Achter hun aantrekkelijke uiterlijk gaan echter vaak onvermoede gevaren voor onze gezondheid en vitaliteit schuil.

Deze industriële voedingsmiddelen zijn ontdaan van hun natuurlijke essentie. Verwerkingsprocessen, zoals raffinage of pasteurisatie, verwijderen vezels, enzymen en essentiële voedingsstoffen. Wat overblijft is een lege huls, een bron van calorieën die laag is in het leven, maar rijk aan toegevoegde suikers, vetten van lage kwaliteit en zout.

Additieven zijn een andere plaag. Conserveermiddelen, kleurstoffen, smaakversterkers, emulgatoren... Deze chemische stoffen verstoren de natuurlijke balans van ons lichaam. Velen zijn hormoonontregelaars of stille ontstekingsbevorderaars, die onze regeneratieprocessen vertragen en gewichtstoename bevorderen.

Deze producten misleiden ook ons eetinstinct. Ze zijn ontworpen om onze smaakpapillen te plezieren, maar niet om ons lichaam te voeden. Hun onevenwichtige samenstelling stimuleert onstuitbare verlangens en verstoort ons gevoel van verzadiging. We eten meer dan nodig is, gevangen in kunstmatig genot.

De gevolgen voor onze gezondheid zijn talrijk. Chronische vermoeidheid, spijsverteringsstoornissen, overgewicht, ontstekingen, stofwisselingsziekten... Verwerkte producten putten ons spijsverteringsstelsel uit en vergiftigen onze cellen. Op de lange termijn verzwakken ze ons lichaam en verstoren ze onze natuurlijke verbinding met voedsel.

Om ons van hun invloed te bevrijden, moeten we terugkeren naar eenvoud. Kies rauw voedsel, in de meest natuurlijke staat die mogelijk is. Fruit, groenten, noten, zaden, peulvruchten en volle granen zijn vol leven en voeden onze cellen diep. Ze ondersteunen onze vitaliteit en ontlasten ons lichaam van onnodige lasten.

Levend eten betekent ook het vinden van emotioneel evenwicht. Door echt eten te koken, kom je weer in contact met het essentiële. We worden ons bewust van wat we op ons bord leggen en de energie die het ons geeft. Deze ogenschijnlijk eenvoudige benadering is in werkelijkheid een diepgaande daad van respect voor jezelf.

Verwerkte producten leiden ons weg van onze natuur. Door ze te vermijden vinden we niet alleen gezondheid, maar ook het authentieke plezier van eten. Een genot dat tegelijkertijd lichaam, ziel en geest voedt.

41. De onverwachte voordelen van intermitterend vasten

Intermitterend vasten is een eenvoudige en natuurlijke praktijk die het lichaam in staat stelt zijn diepe ritme te vinden. Het is geen ontbering, maar een pauze. Een kans om ons spijsverteringssysteem te laten rusten en ons lichaam te regenereren.

Als we continu eten, blijft ons lichaam het grootste deel van de dag in de verteringsmodus. Dit put hem uit, mobiliseert zijn energie en weerhoudt hem ervan zich aan andere essentiële functies te wijden. Intermittent fasting herstelt dit evenwicht. Door maaltijden te beperken tot een bepaald tijdsbestek, laten we het lichaam ademen, reinigen we de cellen en herstarten we de zelfherstellende mechanismen.

Tijdens het vasten activeert het lichaam een magisch proces: autofagie. Dit fenomeen, dat letterlijk 'zichzelf opeten' betekent, elimineert beschadigde cellen en recycleert afval. Het is een inwendige reinigingsbehandeling, gunstig voor de gezondheid, vitaliteit en zelfs een lang leven.

Intermitterend vasten helpt ook bij het reguleren van de bloedsuikerspiegel en hormonen. Het vermindert de insulinepieken, die verantwoordelijk zijn voor het hunkeren naar voedsel en energieschommelingen. Door de alvleesklier te laten rusten, bevordert het een stabielere stofwisseling en een beter beheer van de vetreserves.

In tegenstelling tot wat vaak wordt gedacht, vertraagt vasten de stofwisseling niet. Integendeel, het optimaliseert het. Het lichaam leert zijn vetten te gebruiken om energie te produceren, terwijl de spieren behouden blijven. Het is een respectvolle aanpak, die niets forceert maar veel bevrijdt.

Intermitterend vasten verlicht ook de geest. Minder geobsedeerd door maaltijden, herontdekken we een innerlijke vrijheid. We eten minder vaak, maar beter. Elke maaltijd wordt een kostbaar moment, waarin we kiezen voor levend voedsel, rijk aan voedingsstoffen en energie.

Deze praktijk is geschikt voor iedereen. Of je er nu voor kiest om 12, 16 of 18 uur te vasten, het belangrijkste is om naar je lichaam te luisteren. Hij weet wat hij nodig heeft. Door uw ritme te respecteren, zult u snel de voordelen voelen: lichtheid, mentale helderheid, hernieuwde vitaliteit.

Intermitterend vasten is geen beperking, maar een geschenk dat we onszelf geven. Een tijd voor jezelf, voor je lichaam, voor je gezondheid. Een zachte en natuurlijke manier om balans te vinden, zonder moeite, maar met veel liefde en respect voor het leven dat ons drijft.

42. Ritualiseer uw maaltijden om in alle rust af te vallen

Eten is niet alleen het voeden van het lichaam, het is een heilige handeling, een ontmoeting met het leven dat ons in stand houdt. Te vaak slikken we onze maaltijden gehaast door, zonder geweten, meegesleept door het tumult van onze dagen. Het eten is echter veel meer dan een biologische functie: het is een moment van gemeenschap met jezelf en met de natuur.

Het ritualiseren van uw maaltijden betekent dat u ze deze essentiële dimensie teruggeeft. Neem de tijd om eten te bereiden. Voordat je zelfs maar je bord aanraakt, haal diep adem en bedank de aarde voor haar vruchten. Deze eenvoudige herkenning verhoogt je vibratie en maakt je lichaam vatbaar om te ontvangen wat het nodig heeft.

Ga op een rustige plek zitten. Schakel afleidingen en schermen uit: uw maaltijd verdient uw volledige aandacht. Ruik de geur van voedsel, bewonder hun kleuren. Kauw langzaam, alsof elke hap een meditatie is. Door op deze manier te eten, zorgt u ervoor dat uw lichaam beter kan verteren, beter kan opnemen en alleen het beste behoudt.

Wanneer je bewust eet, weet je lichaam op het juiste moment te stoppen. Je vindt natuurlijke verzadiging, dat wat zich voordoet ruim vóór het gevoel van zwaarte. Het ritualiseren van uw maaltijden betekent ook dat u leert uw ware behoeften te herkennen, naast de verlangens die worden gedicteerd door stress of emoties.

Elke maaltijd wordt dan een kans om jezelf te voeden, maar ook om lichter te worden. We kiezen voor levend voedsel, vol energie, dat ons lichaam respecteert en het voorziet van alles wat het nodig heeft. We eten om ons goed te voelen, niet om een leegte op te vullen.

Dit ritueel kalmeert zowel de geest als het lichaam. Het verankert ons in het huidige moment, ver weg van de zorgen van de dag. Door zo te eten, vinden we een diepe verbinding met ons instinct, onze intuïtie. We horen weer de boodschappen van ons lichaam: honger, verzadiging, verlangen naar dit of dat voedsel.

In alle rust eten betekent het ritme van het leven respecteren. Het is niet jezelf iets ontzeggen, maar je opnieuw verbinden met wat essentieel is. Elke maaltijd wordt een daad van liefde jegens jezelf, een moment om je te heroriënteren, in evenwicht te brengen en op te vrolijken. En in deze hernieuwde lichtheid ontdekken we de eenvoudige vreugde van het leven.

43. De valkuilen van klassieke diëten

Klassieke diëten, deze beloften van wonderen binnen een paar weken, hebben vaak een aantrekkelijk uiterlijk. Wij verkopen u snel afslanken, het droomsilhouet, maar tegen welke prijs? Achter hun pakkende slogans verbergen deze diëten verraderlijke valstrikken die zowel het lichaam als de geest schade toebrengen.

De eerste valkuil is beperking. We leggen het lichaam drastische ontberingen op, in de overtuiging dat we het als een machine kunnen temmen. Maar het lichaam is een bondgenoot, geen vijand. Geconfronteerd met deze ontberingen komt hij in verzet. Hij vertraagt zijn stofwisseling, slaat bij het minste overschot op en eist altijd meer als hij uitgeput is.

Een andere valkuil is standaardisatie. Eten volgens een strak plan, losgekoppeld van onze verlangens en onze diepe behoeften, betekent het negeren van de boodschappen die het lichaam ons stuurt. Ieder mens is uniek. Onze ritmes, onze smaak, onze voedselverhalen kunnen niet worden gereduceerd tot een universele lijst van 'goed' en 'slecht' voedsel.

Klassieke diëten negeren ook het belang van kwaliteit. Soms krijgen we magere producten aangeboden, gevuld met additieven en bewerkte ingrediënten. Deze zogenaamde 'dieet'-voedingsmiddelen zijn vaak verstoken van leven. Ze misleiden de smaakpapillen, maar laten het lichaam leeg en gefrustreerd achter, omdat het wacht tot echte voedingsstoffen gaan functioneren.

Het gevaar van diëten stopt niet op het fysieke niveau. Ze veranderen onze relatie met voedsel en creëren een giftige cyclus van schuldgevoelens en overcompensatie. We eten uit verplichting, dan gaan we kapot, dan straffen we onszelf. Deze spiraal voedt ontevredenheid, brengt nooit evenwicht.

En hoe zit het met de langetermijneffecten? De meeste diëten beloven snelle resultaten, maar weinigen houden zich aan hun beloften in de loop van de tijd. Zodra het dieet wordt stopgezet, keert het gewicht vaak terug, soms met een supplement. Dit is het bekende jojo-effect, een enorme belasting van het lichaam, die uitput en ontwricht.

Om uit deze valkuilen te komen, moet je je kijk veranderen. Laten we, in plaats van te proberen het lichaam onder controle te krijgen, leren ernaar te luisteren. Laten we proberen te voeden, in plaats van te beperken. Een levend, aangepast dieet, rijk aan kleur en vitaliteit, geeft ons de energie die we nodig hebben zonder frustratie.

Met plezier afvallen betekent dat je jezelf bevrijdt van deze klassieke diëten en weer in harmonie met jezelf leert leven. Door je lichaam te respecteren, door zijn behoeften te respecteren, ontdek je blijvende slankheid, maar vooral een innerlijke lichtheid die niet vergankelijk is.

44. Ga terug naar de basis: intuïtief eten

Ons lichaam is een geweldige gids. Sinds het begin der tijden weet hij wat hij nodig heeft om te leven, te genezen en te bloeien. In ons moderne leven zijn we deze verbinding echter geleidelijk kwijtgeraakt. Gebombardeerd met tegenstrijdige informatie, gestandaardiseerde diëten en kunstmatig voedsel, zijn we het essentiële vergeten: luisteren naar onze eigen natuur.

Intuïtief eten is de terugkeer naar deze aangeboren wijsheid. Het is de kunst om op je lichaam te vertrouwen in plaats van regels te volgen die van buitenaf worden opgelegd. Stel je eens voor: als je dorst hebt, heb je geen handleiding nodig om te weten wat je moet drinken. Waarom zou het niet hetzelfde zijn met honger, volheid of het voedsel dat je aanspreekt?

Dit pad begint met innerlijke stilte. Het zwijgen opleggen aan de geboden, het 'moeten' en 'ik mag niet'. Door zelfaanwezigheid te cultiveren, herontdekken we de magie van onze instincten. Als je echt luistert, vraagt het lichaam om eenvoudig, levend voedsel, vol vitaliteit. Hij eist wat hem ten diepste voedt, niet wat hem overbelast of zwaar belast.

Intuïtief eten betekent ook dat je je honger- en verzadigingsgevoel respecteert. Te vaak eten we uit gewoonte, emotie of sociale beperkingen. Toch is echte honger nooit een wanhopige kreet; ze is zachtaardig, subtiel en weet zich te laten horen als we haar de ruimte geven.

Bewerkt voedsel, te zout, te zoet, misleidt onze instincten door de natuurlijke signalen van het lichaam te verwarren. Ze prikkelen onze smaakpapillen kunstmatig zonder ons echt te voeden. Terugkeren naar intuïtief eten betekent kiezen voor voedsel in de eenvoudigste vorm, datgene dat de natuur ons genereus biedt: rijp fruit, knapperige groenten, zaden vol energie.

Maar intuïtie is niet beperkt tot wat we eten; het strekt zich ook uit tot de manier waarop het wordt gedaan. Neem de tijd. Adem tussen elke hap. Voel de texturen, de aroma's, het leven dat zich in elk voedsel ontvouwt. Door te vertragen geef je het lichaam de kans om tegen je te zeggen: "Genoeg" of "Meer", het zal je vertellen of je oplettend bent.

Intuïtief eten is een daad van eigenliefde. Het oordeelt niet, beperkt niet, maar nodigt uit tot vreugdevolle en bewuste verkenning. Door terug te keren naar deze aanpak zul je niet alleen je lichaam lichter maken, maar ook je geest kalmeren. Je herontdekt het eenvoudige en authentieke plezier van het voeden van je hele wezen.

Teruggaan naar de basis betekent het loslaten van beperkende overtuigingen en het herontdekken van een vergeten vrijheid. Een vrijheid waar eten niet langer een strijd is maar een feest, waar elke maaltijd een moment wordt van diepe verbinding met jezelf en met het leven om je heen.

45. Ademhalen: een natuurlijk afslankhulpmiddel

Ademen, deze handeling die zo eenvoudig en toch zo essentieel is, wordt vaak naar de achtergrond van onze aandacht verwezen. Ademen, deze levensstroom die ons bezielt, is echter veel meer dan een automatische functie: het is een krachtig hulpmiddel om het evenwicht, de vitaliteit en zelfs de lichtheid te herwinnen.

Als we diep ademhalen, nodigen we zuurstof uit om in elke cel en in elke vezel van ons wezen te dringen. Deze zuurstof, een kostbare brandstof, stimuleert onze stofwisseling en bevordert de eliminatie van gifstoffen. Door beter te ademen, reinigen we ons lichaam op milde wijze en laten we het met meer harmonie functioneren.

Bewuste ademhaling is een waardevolle bondgenoot bij het beheersen van stress, deze grote verstoorder van onze eetgewoonten. Wie heeft nog nooit een plotselinge honger gevoeld, niet gedicteerd door een fysieke behoefte, maar door een emotie? Door even de tijd te nemen om diep en kalm te ademen, kalmeren we de geest, kalmeren we spanningen en dwarsbomen we deze dwangmatige driften die ons zwaar belasten.

Wanneer de ademhaling ruim en gecontroleerd is, reactiveert deze ook ons innerlijke vuur, deze vitale energie die onze organen bezielt en de spijsvertering stimuleert. Diepe, langzame, bewuste ademhaling werkt als een innerlijke massage en bevordert de circulatie van vloeistoffen, de goede werking van de darmen en de afvoer van afvalstoffen.

Experimenteer bijvoorbeeld met buikademhaling. Plaats een hand op je buik en adem langzaam in, waarbij je buik zich als een ballon laat uitzetten. Adem dan net zo langzaam uit en maak je longen volledig leeg. Herhaal dit gebaar meerdere keren. Niet alleen kalmeert je geest, maar je voelt ook een zachte warmte die je maag vult, een bewijs dat de energie weer vrijelijk stroomt.

Ademen speelt ook een sleutelrol bij het zuur-base-evenwicht. Onvoldoende ademhaling kan bijdragen aan de opbouw van de zuurgraad in het lichaam, waardoor ons interne evenwicht wordt verstoord. Door volledig te ademen helpen we het lichaam overtollige kooldioxide, een zuur metabolisch afval, af te voeren en bevorderen we een meer alkalische omgeving, die bevorderlijk is voor de gezondheid en het afvallen.

Om verder te gaan, integreer bewuste bewegingsoefeningen, zoals yoga of tai chi, waarbij de ademhaling elk gebaar begeleidt. Deze disciplines versterken, door ademhaling en beweging met elkaar te verzoenen, op zachte wijze de spieren, stimuleren het lymfestelsel en vergroten ons vermogen om energie efficiënt te verbranden.

Leren ademen betekent een anker vinden, een verbinding met jezelf. Het eert het leven in zijn eenvoud en diepgang. En het biedt je lichaam het meest natuurlijke, meest toegankelijke hulpmiddel om vitaliteit te verlichten, te regenereren en uit te stralen.

46. Dranken die vitaliteit opwekken

In de drukte van ons moderne leven hebben kunstmatige energiedrankjes een plekje voor zichzelf veroverd en beloven wonderen in slechts één slok. Maar deze synthetische elixers, rijk aan geraffineerde suikers en chemische stimulerende middelen, putten alleen maar onze interne hulpbronnen uit. Gelukkig biedt de natuur ons oneindig rijkere alternatieven die onze vitaliteit respecteren.

Zuiver water blijft de koningin onder de dranken. Het is de levensbron bij uitstek, die elke cel en elk orgaan reinigt en het lichaam in staat stelt zijn functies soepel uit te oefenen. Het drinken van kwaliteitsvrij, niet-gechloreerd water, idealiter verrijkt met natuurlijke mineralen, is de eerste stap naar het voeden van uw vitaliteit. Citroenwater zorgt bijvoorbeeld 's morgens als eerste voor een alkaliserende boost. Knijp een citroen uit in een glas lauw water om de stofwisseling op gang te brengen, de lever te zuiveren en de spijsvertering te stimuleren.

Verse groente- en vruchtensappen zijn echte vloeibare schatten. Ze zijn rijk aan levende enzymen, vitamines en mineralen en leveren onmiddellijke energie terwijl ze het lichaam ontgiften. Maak een groen sap met komkommer, selderij, spinazie en een vleugje appel voor de perfecte balans tussen zoetheid en revitaliserende kracht. Deze sappen concentreren de kracht van de natuur en voeden elke cel diep, zonder overbelasting van de spijsvertering.

Kruideninfusies zijn essentiële bondgenoten. Gemberthee verwarmt bijvoorbeeld het lichaam, stimuleert de bloedsomloop en verzacht ontstekingen. Rozemarijn maakt op zijn beurt de geest wakker en bevordert de spijsvertering. Matcha-thee, dit Japanse groene theepoeder, is een wonder voor veeleisende dagen: het geeft stabiele en langdurige energie vrij dankzij de rijkdom aan antioxidanten en L-theanine, een aminozuur dat de geest kalmeert en tegelijkertijd wakker maakt.

Ook zelfgemaakte plantaardige melk, bereid uit amandelen, hazelnoten of kokosnoot, zijn voedzame en energiedrankjes. Meng deze ingrediënten met een beetje water en een vleugje vanille of kaneel voor een zachte, alkaliserende en vollevende melk. Deze melk levert goede vetzuren en essentiële mineralen om de cellulaire functies te ondersteunen en de vitaliteit te versterken.

Waterkefir en kombucha zijn gefermenteerde dranken die boordevol probiotica zitten, deze bacteriën die vriendelijk zijn voor onze darmflora. Door de microbiota opnieuw in evenwicht te brengen, ondersteunen ze de opname van voedingsstoffen en versterken ze de immuniteit. Deze levendige, licht sprankelende drankjes geven een vrolijk en licht tintje aan je dagen.

Maak ten slotte opnieuw verbinding met eenvoud en instinct. Luister naar je lichaam: soms vraagt het om eenvoudig koud water verrijkt met een paar muntblaadjes of water doordrenkt met komkommer. Soms is het een warme, geruststellende drank die kalmeert en herstelt.

Genieten van deze levende drankjes betekent het eren van je lichaam en de natuur. Het is jezelf voeden met een levendige, pure en vreugdevolle energie, die elke stap op het pad naar lichtheid en gezondheid ondersteunt. Moge elke slok een feest zijn, een uitnodiging om de vitaliteit te laten ontwaken en volledig tot bloei te komen.

47. Zeg vaarwel tegen opruiende voedingsmiddelen

Chronische ontstekingen zijn als een sintel die stilletjes in het lichaam smeult en langzaam maar zeker onze vitaliteit verteert. Het is de oorzaak van veel moderne kwalen: vermoeidheid, gewrichtspijn, spijsverteringsstoornissen, gewichtstoename en zelfs bepaalde chronische ziekten. Maar we hebben de macht om deze sintel te doven door op ons bord te kijken.

Bepaalde voedingsmiddelen, hoewel alomtegenwoordig in onze keukens en onze gewoonten, voeden deze verraderlijke ontsteking. Geraffineerde suikers zijn bijvoorbeeld echte disruptors. Ze veroorzaken pieken in de bloedsuikerspiegel, gevolgd door plotselinge dalingen, waardoor de alvleesklier vermoeid raakt en een ontstekingstoestand wordt bevorderd. Ruil deze lege suikers in voor natuurlijke zoetigheden zoals vers fruit, dadels of een beetje rauwe honing, die het lichaam voeden zonder het uit te putten.

Witte bloem en bewerkte producten, vaak vol additieven en oliën van slechte kwaliteit, zijn ook vijanden van vitaliteit. Deze zogenaamde 'dode' voedingsmiddelen missen vezels en voedingsstoffen en overbelasten ons lichaam. Vervang ze door levendige en voedzame alternatieven: zelfgemaakt zuurdesembrood, volle granen of zelfs gekiemde zaden, die vol zitten met enzymen en leven.

Geraffineerde oliën, rijk aan omega-6, zijn een andere ontstekingspilaar. Geef de voorkeur aan koudgeperste oliën, zoals olijfolie of lijnzaadolie, die essentiële vetzuren leveren, de celregeneratie bevorderen en ontstekingen verzachten.

Hoewel zuivelproducten traditioneel met gezondheid worden geassocieerd, zijn ze vaak problematisch. Hun lactose-, caseïne- en ontstekingsprofiel kunnen het spijsverteringsstelsel overbelasten en onevenwichtigheden veroorzaken. Test zelfgemaakte plantaardige alternatieven: amandel-, cashew- of kokosmelk, rijk aan mineralen en zacht voor het lichaam.

Rood vlees en industrieel verwerkt vlees, vol verzadigde vetten en additieven, moeten met grote mate worden geconsumeerd. Kies lichte, ontstekingsremmende eiwitbronnen: vette vis rijk aan omega-3, linzen, kikkererwten en gefermenteerde tofu.

Observeer ten slotte je lichaam. Elk organisme is uniek, en wat voor de één opruiend is, kan voor de ander neutraal zijn. Het belangrijkste is om te luisteren naar de signalen die uw lichaam u na elke maaltijd stuurt: vermoeidheid, een opgeblazen gevoel, ongemak zijn allemaal boodschappen.

Afscheid nemen van opruiende voedingsmiddelen betekent dat u uw lichaam een bad van frisheid en lichtheid biedt. Het betekent dat we opnieuw verbinding moeten maken met een dieet dat de natuurwetten respecteert, onze cellen voedt en onze vitale energie eert. Door deze veranderingen met zachtheid en vreugde aan te nemen, wordt elke maaltijd een stap op weg naar gezondheid, vervulling en volledige vitaliteit.

48. Leer van eenvoudig voedsel te houden

In een wereld die verzadigd is van bewerkte producten, kleurrijke verpakkingen en kunstmatig versterkte smaken, zijn we de schoonheid van eenvoud vergeten. En toch ligt in deze eenvoud de ware rijkdom van ons voedsel.

Een met de hand geplukt rijp fruit, een handvol vers geoogste groenten, een paar noten of zaden... Deze eenvoudige, levende en natuurlijke voedingsmiddelen zijn de schatten die de natuur ons biedt. Ze bevatten alles wat ons lichaam nodig heeft: vitamines, mineralen, enzymen, vezels en pure energie. Maar om van ze te leren houden, moeten we soms opnieuw leren luisteren naar onze zintuigen.

Wanneer heb je voor het laatst in een appel beet en de tijd genomen om van de zoete zachtheid en knapperige textuur te genieten? Of een zonovergoten tomaat geproefd, zonder zout of vinaigrette, gewoon om de pure essentie ervan te waarderen? Deze ervaringen herinneren ons eraan dat eenvoud geen soberheid betekent, maar een echte verbinding met wat we eten.

Eenvoudige voedingsmiddelen zijn ook voedingsmiddelen die ons lichaam respecteren. Ze zijn licht verteerbaar, vervuilen onze organen niet en zorgen voor langdurige energie. In tegenstelling tot geraffineerde producten en complexe mengsels die onze spijsvertering vermoeien, voedt een bord rauwe of licht gestoomde groenten, vergezeld van een handvol gekiemde zaden, zowel lichaam als geest.

Om van eenvoudig voedsel te houden, is het essentieel om terug te keren naar de bron: hun oorsprong, hun seizoensinvloeden, hun bereiding. Koken wordt dan een vreugdevol en respectvol ritueel. Een geraspte wortel, gegarneerd met een scheutje olijfolie en een citroenschil, kan een explosie van smaken worden, veel bevredigender dan een complex gerecht.

Het herontdekken van deze voedingsmiddelen betekent ook het herontdekken van ons gehemelte, vaak verdoofd door overtollig zout, suiker of additieven. Door deze kunstmatige stimulerende middelen achterwege te laten, herwinnen onze smaakpapillen hun gevoeligheid, en een handvol gewone amandelen of een eenvoudig schijfje peer kan een waar genot worden.

Eenvoud in voeding nodigt ook uit tot een vorm van dankbaarheid. Door voedsel in de puurste vorm te eten, verbinden we ons met het land, met degenen die het verbouwen, en met de levenscyclus. Het verankert ons in het huidige moment en herinnert ons eraan dat gezondheid, vreugde en lichtheid vaak in de meest bescheiden dingen te vinden zijn.

Leren houden van eenvoudig voedsel betekent uiteindelijk leren van jezelf te houden: ons lichaam respecteren, ernaar luisteren en het bieden wat het echt nodig heeft. Het is ook een pad naar rust en lichtheid, een stap naar een levendiger en vreugdevoller leven.

49. Mindfulness in de keuken

Koken is veel meer dan alleen het bereiden van voedsel. Het is een heilige daad, een intieme dialoog tussen ons lichaam, onze geest en de natuur. Te vaak eten we automatisch, worden we opgeslorpt door onze gedachten of worden we afgeleid door schermen. Mindfulness in de keuken kan echter onze relatie met voedsel transformeren en ons begeleiden op het pad naar een stralende gezondheid.

Begin bij het koken met diep ademhalen. Neem even de tijd om de heldere kleuren van de groenten te observeren, de aroma's van de kruiden te ruiken, de textuur van het voedsel aan te raken. Elk ingrediënt vertelt een verhaal: dat van het land waar het werd geboren, van de zon die het voedde. Door de tijd te nemen om deze schatten te waarderen, cultiveer je een dankbaarheid die zowel de ziel als het lichaam voedt.

Bereid uw maaltijden met eenvoud in gedachten. Knippen, mixen, met liefde op smaak brengen, zonder te haasten. Het is in deze ruimte van aandacht dat de magie gebeurt. De smaken lijken rijker, de geuren boeiender en je bent volledig verbonden met wat je je lichaam te bieden hebt.

Mindful eten verlengt deze ervaring. Leg je bestek neer tussen elke hap, kauw langzaam, proef volop. Je zult dan ontdekken dat je lichaam je op natuurlijke wijze richting verzadiging leidt. Overconsumptie, vaak ingegeven door stress of verveling, verdwijnt.

Mindfulness in de keuken is een uitnodiging om te vertragen, te luisteren, te voelen. Het is een terugkeer naar de basis, waarbij elke maaltijd een viering van het leven wordt en een gebaar van liefde jegens jezelf. Met dit ritueel verlicht je niet alleen je geest, maar ondersteun je ook je gezondheid en innerlijke vreugde.

50. Het ritueel van droogborstelen om uit te lekken

Onze huid, dit prachtige orgaan, is veel meer dan een beschermende barrière. Het is een compleet eliminatiesysteem, vaak de "derde nier" genoemd. Wanneer we voor onze huid zorgen, ondersteunen we het hele lymfestelsel en vergemakkelijken we de eliminatie van gifstoffen die ons lichaam verstoppen.

Droogborstelen is een voorouderlijk ritueel, eenvoudig en krachtig, om deze functie te activeren. Het enige wat u nodig heeft is een borstel van natuurlijke vezels en een paar minuten per dag om de voordelen te voelen. Dit gebaar stimuleert de bloedcirculatie, wekt het lymfestelsel, exfolieert de huid en bevordert een onmiddellijk gevoel van lichtheid.

Oefen dit ritueel voordat u gaat douchen, als uw huid droog is. Begin bij de voeten en ga langzaam omhoog richting het hart, met lange, vloeiende bewegingen. Stel je voor dat elke penseelstreek je lichaam bevrijdt van de opgebouwde zwaarte. Ga door de benen, armen, buik en rug, altijd in een opwaartse beweging richting het midden van het lichaam.

Naast de fysieke voordelen is droogpoetsen ook een moment voor jezelf. Het nodigt je uit om te vertragen, naar je lichaam te luisteren en het te eren. Dit ritueel creëert een intieme verbinding met je vleselijke omhulsel, een moment om je huid te bedanken voor alles wat het voor je doet.

Na verloop van tijd zult u merken dat uw huid zachter en helderder wordt. Je zult je lichter voelen, zowel fysiek als mentaal. Door dit ritueel in je dagelijkse leven te integreren, bied je je lichaam waardevolle hulp om jezelf af te voeren en te bevrijden van gifstoffen, terwijl je je innerlijke welzijn versterkt. Een eenvoudige, maar ongelooflijk transformerende praktijk om je pad naar vitaliteit te ondersteunen.

51. Gezondheid in elke cel

Ons lichaam bestaat uit miljarden cellen, die allemaal trillen als een klein universum op zichzelf. Deze cellen, deze levende microkosmos, vormen de basis van onze gezondheid. Wanneer elke cel wordt gevoed en bevrijd van zijn afvalstoffen, straalt ons hele wezen van vitaliteit.

Maar hoe kunnen we onze cellen geven wat ze nodig hebben? Het antwoord is simpel: zuiverheid en overvloed. Cellen gedijen in een alkalische, gehydrateerde omgeving die rijk is aan levende voedingsstoffen. Ze voeden zich met wat de natuur ons in zijn meest rauwe vorm biedt: rijp fruit, knapperige groenten, gekiemde zaden en zuiver water, vol energie.

Aan de andere kant stikken de cellen als gevolg van de zuurgraad die wordt gegenereerd door bewerkte voedingsmiddelen, overtollige dierlijke eiwitten, geraffineerde suikers en milieutoxines. Deze indringers verstoren hun functioneren, vertragen de regeneratie en bevorderen ontstekingen.

Cellulaire gezondheid berust op twee pijlers: voeding en eliminatie. Elke hap van levend voedsel – een sappige vrucht, een vers blad groen, een handvol rauwe noten – is een zegen voor je cellen. Tegelijkertijd is het van cruciaal belang om de eliminatie van cellulair afval aan te moedigen. Water, zachte bewegingen, bewuste ademhaling en vastentijden geven uw cellen de ruimte om zichzelf te reinigen en te vernieuwen.

Visualiseer je lichaam als een oceaan. Elke cel is een druppel in deze oceaan. Als het water helder is, zullen de druppels schitteren. Als het bewolkt is, verwelken ze. De sleutel tot duidelijkheid ligt in wat u besluit in te nemen en in de gewoonten die u dagelijks aankweekt.

Neem de tijd om je cellen te eren. Vertraag, kauw, adem diep in. Trakteer uw lichaam op het licht van levend voedsel en de liefde van een eenvoudige levensstijl. Je zult dan je cellen zien gloeien, en daarmee ook je gezondheid, je energie en je levensvreugde.

52. Natuurlijke ritmes van de spijsvertering

Ons lichaam is een meesterwerk van ritme, een orkest waarin elk orgel zijn rol speelt volgens duidelijk gedefinieerde cycli. De spijsvertering, dit fascinerende proces, volgt natuurlijke ritmes die essentieel zijn om te respecteren om in harmonie met je lichaam te leven.

In de ochtend is het eliminatietijd. Na een nachtrust bevrijdt het lichaam zich van opgehoopte gifstoffen. Tijdens deze fase kun je het spijsverteringsstelsel het beste niet belasten. Fruit, rijk aan water en enzymen, zijn de perfecte bondgenoten om dit proces te helpen. Ze reinigen zachtjes terwijl ze het lichaam opladen met levendige energie.

Rond de middag is het spijsverteringsvuur op zijn hoogtepunt. Dit is het perfecte moment voor de hoofdmaaltijd van de dag. Op dit moment is het lichaam klaar om zwaardere voedingsmiddelen om te zetten in energie. Kies voor evenwichtige en kleurrijke maaltijden: rauwe en gekookte groenten, volle granen, plantaardige of dierlijke eiwitten in kleine hoeveelheden. Maar wees voorzichtig, houd uw gerechten eenvoudig en vermijd excessen die uw spijsvertering zouden overbelasten.

'S Avonds begint het lichaam te vertragen. Het is een tijd gewijd aan regeneratie. Een licht diner, op basis van soepen of gestoomde groenten, zorgt ervoor dat het spijsverteringsstelsel tot rust komt voordat het donker wordt. Vergeet niet dat het verteren waardevolle energie kost, die je het beste kunt gebruiken om je cellen te herstellen en te revitaliseren terwijl je slaapt.

Het respecteren van deze natuurlijke ritmes betekent genieten van een vloeiende en probleemloze spijsvertering. Het helpt ook ontstekingen, een opgeblazen gevoel en het gevoel van zwaarte dat het lichaam uitput, te voorkomen.

Luister naar je lichaam en zijn signalen. Hij begeleidt je door zijn behoeften, die vaak heel anders zijn dan wat moderne gewoonten voorschrijven. Door je opnieuw te verbinden met deze natuurlijke cycli, stem je jezelf af op voorouderlijke wijsheid, een wijsheid die ons eraan herinnert dat elk moment zijn rol te spelen heeft in de harmonie van het leven.

53. Waarom een te hoge zuurgraad vermijden?

Ons lichaam is een subtiel uitgebalanceerde tempel, ontworpen om in subtiele harmonie te functioneren waar zuurgraad en alkaliteit samen dansen. Wanneer dit evenwicht wordt verstoord door een te hoge zuurgraad, lijdt het hele lichaam.

Overmatige zuurgraad, vaak veroorzaakt door een dieet dat te rijk is aan bewerkte voedingsmiddelen, dierlijke eiwitten, geraffineerde suikers en stimulerende dranken zoals koffie of frisdrank, zet het innerlijke terrein in vuur en vlam. Deze onbalans overbelast de emunctorale organen – nieren, lever, longen, huid – die verantwoordelijk zijn voor het elimineren van zure afvalstoffen. Resultaat ? Chronische vermoeidheid, gewrichtspijn, ontstekingen, spijsverteringsstoornissen en gewichtstoename kunnen optreden.

Om te begrijpen waarom het zo belangrijk is om verzuring te voorkomen, visualiseer je je cellen als kleine tuinen. Als de grond te zuur is, sterven planten – onze cellen –. Voedingsstoffen circuleren niet meer goed, de energie neemt af en vitale functies gaan achteruit.

Gelukkig biedt de natuur ons eenvoudige en krachtige oplossingen om het evenwicht te herwinnen. Groene groenten, rauw of gekookt, zitten vol alkaliserende mineralen zoals magnesium, kalium en calcium. Vers fruit, vooral fruit dat rijk is aan water, zoals meloen, bessen en citrusvruchten (paradoxaal genoeg alkaliserend zodra het verteerd is), reinigt en revitaliseert.

Neem gewoonten aan die het zuur-base-evenwicht ondersteunen: begin uw dag met een glas warm citroenwater om uw grond alkalisch te maken, voeg gekiemde zaden toe aan uw maaltijden voor hun ongeëvenaarde vitaliteit en beperk overtollig zuur voedsel.

Onthoud dat stress en negatieve gedachten, net als voedsel, zuurgraad veroorzaken. Leer ademen, mediteren en positieve emoties cultiveren om je lichaam en geest te kalmeren.

Door de overtollige zuurgraad te verminderen, geeft u uw lichaam het vermogen om zichzelf te reguleren, te genezen en optimaal te vibreren. Je geeft je cellen de ruimte om te bloeien en je vitaliteit een kans om te schitteren.

54. De fundamentele rol van voedingsvezels

Voedingsvezels, die vaak worden verwaarloosd, zijn niettemin waardevolle bondgenoten in de zoektocht naar gezondheid en welzijn. Ze zijn de sleutel tot een harmonieuze spijsvertering, effectief gewichtsbeheer en preventie van chronische ziekten. Maar hun rol gaat veel verder dan wat we ons doorgaans voorstellen.

Vezels zijn de bezems van ons spijsverteringsstelsel. Ze fungeren als een natuurlijke reiniger door afval, gifstoffen en zware metalen die zich in onze darmen hebben opgehoopt, te verwijderen. Hun regulerende kracht is essentieel om onze darmen gezond te houden. Ze zorgen ook voor een goede werking van de darmflora en bevorderen de proliferatie van goede bacteriën die op hun beurt ons immuunsysteem versterken.

Het consumeren van vezels is niet alleen gunstig voor de spijsvertering, het is ook gunstig voor het zuur-base-evenwicht. Door maagzuur te reguleren, bevorderen vezels een meer alkalisch milieu, wat bevorderlijk is voor een betere opname van voedingsstoffen en minder ontstekingen. Een vezelrijk dieet draagt dus actief bij aan het interne evenwicht, waardoor het lichaam zichzelf beter kan verdedigen tegen aanvallen van buitenaf.

Bovendien spelen vezels een cruciale rol bij gewichtsbeheersing. Ze vertragen de doorgang van voedsel door het spijsverteringsstelsel, waardoor een langdurig gevoel van verzadiging ontstaat. Dit helpt de onbedwingbare trek te beperken, terwijl het de insuline reguleert en de gevoeligheid voor dit belangrijke hormoon voor het vetmetabolisme verbetert. Wanneer vezels overvloedig aanwezig zijn in het dieet, werken ze als een natuurlijke rem op overeten en helpen ze een stabiel gewicht en een harmonieus figuur te behouden.

Vezelbronnen zijn talrijk en toegankelijk. Rauwe groenten en fruit, zaden, peulvruchten, volle granen, zeewier en gedroogd fruit zijn voedingsmiddelen die rijk zijn aan vezels en die niet alleen het lichaam voeden, maar ook een onvergelijkbare vitaliteit bieden. Door te kiezen voor rauwe, levende en natuurlijke voeding bevordert u een betere voedingskwaliteit, maar ook een betere opname van vezels.

Vergeet niet dat vezels hun rol alleen kunnen vervullen als ze worden geconsumeerd als onderdeel van een gezond en uitgebalanceerd dieet. Ze moeten gepaard gaan met goede hydratatie en regelmatige fysieke activiteit, wat de voordelen ervan zal vergroten. Dit is hoe ze bondgenoten bij uitstek worden voor een levendige gezondheid en een licht lichaam.

Samenvattend: vezels zijn essentieel voor ons welzijn. Ze zorgen ervoor dat we een optimale spijsvertering kunnen behouden, chronische ziekten kunnen voorkomen, ons gewicht kunnen reguleren en ons kunnen beschermen tegen ontstekingen. Hun plaats is daarom essentieel in een levend en ontstekingsremmend dieet, een bron van gezondheid en vitaliteit.

55. De voordelen van noten en zaden

Noten en zaden zijn echte voedingsschatten, natuurlijke edelstenen die we in onze dagelijkse voeding kunnen integreren om ons lichaam, onze geest en onze vitale energie te voeden. Deze kleine wonderen bevatten krachtige voedingsstoffen en meerdere voordelen die op een diepgaande en duurzame manier bijdragen aan ons welzijn.

Allereerst zijn noten en zaden geweldige bronnen van gezonde vetten. Ze bevatten voornamelijk onverzadigde vetten, essentieel voor het voeden van ons hart, het behouden van een goede bloedcirculatie en het in evenwicht houden van ons cholesterolgehalte. Deze vetten, vooral die aanwezig in amandelen, pecannoten, walnoten en lijnzaad, spelen een fundamentele rol bij het beschermen van celmembranen en het verbeteren van de hersenfunctie. Ze zijn ook bondgenoten tegen ontstekingen en helpen het risico op chronische ziekten zoals hart- en vaatziekten en ontstekingsziekten te verminderen.

Noten en zaden zijn ook rijk aan plantaardige eiwitten, waardoor ze een aanwinst zijn voor mensen die hun inname van dierlijke eiwitten willen verminderen en toch een adequate inname willen behouden. Chia-, pompoen- en hennepzaad zijn bijvoorbeeld echte complete eiwitconcentraten die de spieren voeden en de stofwisseling ondersteunen. Deze eiwitten zijn bovendien gemakkelijk te verteren en op te nemen, wat een betere gewichtsbeheersing en spiermassa bevordert.

Maar daar houden de voordelen van noten en zaden niet op. Daarnaast zijn ze rijk aan vezels, wat een optimale spijsvertering, een betere regulatie van de darmtransit en een blijvend verzadigingsgevoel bevordert. Vezels spelen een cruciale rol in het zuur-base-evenwicht van het lichaam en helpen bij het elimineren van gifstoffen die zich in het spijsverteringsstelsel hebben opgehoopt. Door regelmatig noten en zaden te consumeren verbeter je niet alleen je spijsvertering, maar ook je immuniteit, door goede darmbacteriën te voeden en ontstekingen te verminderen.

Deze voedingsmiddelen zijn ook een waardevolle bron van micronutriënten. Vooral noten zitten boordevol vitamines (zoals vitamine E en B-complex) en mineralen (zoals magnesium, zink en selenium), die de gezondheid van de botten, de zenuwfunctie en de energieproductie ondersteunen. Vooral magnesium is een mineraal dat helpt stress te verminderen, de geest te kalmeren en een goede nachtrust te bevorderen. Selenium is een krachtige antioxidant die cellen beschermt tegen vroegtijdige veroudering en de gezondheid van de schildklier ondersteunt.

Lijn- en chiazaad, rijk aan omega-3-vetzuren, helpen de hersenen te voeden en een stralende, gezonde huid te behouden. Deze essentiële vetzuren zijn cruciaal voor het in balans houden van de verhouding omega-3 tot omega-6 in onze voeding, wat helpt ontstekingen te bestrijden en ons zenuwstelsel te ondersteunen.

Regelmatige consumptie van noten en zaden kan ook een gezond hormonaal evenwicht ondersteunen, vooral dankzij de lignanen die in lijnzaad voorkomen. Deze fytochemicaliën bootsen de werking van oestrogeen in het lichaam na en kunnen vooral gunstig zijn voor vrouwen, omdat ze de gezondheid van de borsten ondersteunen en de hormonale cycli reguleren.

Als onderdeel van een levend en ontstekingsremmend dieet blijken noten en zaden essentiële bondgenoten te zijn voor het diepgaand voeden van ons lichaam. Ze bieden zowel essentiële voedingsstoffen als ontstekingsremmende eigenschappen die het risico op chronische ziekten helpen verminderen, terwijl ze onze vitaliteit en energie versterken.

Door deze kleine wonderen van de natuur in uw dagelijkse voeding te integreren, voedt u niet alleen uw lichaam, maar ook uw ziel. Een handvol noten of zaden, als tussendoortje, in uw smoothies, salades of gerechten, is een eenvoudig maar krachtig gebaar om uw gezondheid en welzijn te ondersteunen.

56. Gefermenteerd voedsel: bondgenoten van de darm

In onze zoektocht naar gezondheid en welzijn is het essentieel om het belang van onze darmmicrobiota te erkennen. Dit complexe ecosysteem herbergt miljarden bacteriën die een fundamentele rol spelen bij de spijsvertering, immuniteit, gewichtsbeheersing en zelfs geestelijke gezondheid. Om een evenwichtige microbiota te behouden, is niets waardevoller dan gefermenteerd voedsel. Deze schatten van de natuur, rijk aan probiotica, zijn des te belangrijker in een levend en ontstekingsremmend dieet.

Fermentatie is een voorouderlijk proces dat al duizenden jaren wordt gebruikt om voedsel te conserveren en het tegelijkertijd unieke voordelen te geven. Het fermenteren van voedsel creëert een omgeving die bevorderlijk is voor de groei van nuttige micro-organismen, waaronder lactobacillen, bifidobacteriën en andere probioticastammen. Deze bacteriën voeden onze darmflora, helpen voedsel te verteren en essentiële vitamines te produceren, terwijl ze een gezonde en sterke darmbarrière helpen behouden.

Een van de grootste voordelen van gefermenteerd voedsel is hun vermogen om de spijsvertering te verbeteren. Dit komt omdat de probiotica in deze voedingsmiddelen helpen bij het afbreken van complexe voedingsstoffen, waardoor ze gemakkelijker door de darm worden opgenomen. Ze spelen ook een sleutelrol bij de afbraak van vezels, waardoor een opgeblazen gevoel, gasvorming en spijsverteringsstoornissen zoals obstipatie beter onder controle kunnen worden gehouden.

Gefermenteerde voedingsmiddelen zijn ook krachtige bondgenoten tegen ontstekingen, een sleutelfactor bij veel moderne pathologieën, zoals obesitas, stofwisselingsstoornissen en chronische ziekten. Door de darmmicrobiota in evenwicht te brengen, helpen deze voedingsmiddelen systemische ontstekingen te verminderen. Dit is vooral belangrijk bij een ontstekingsremmend dieet, waarbij het doel is om het lichaam te voeden met voedingsmiddelen die het interne evenwicht ondersteunen, terwijl stress- en ontstekingsfactoren worden geminimaliseerd.

Gefermenteerde groenten, zoals zuurkool, kimchi of augurken, zijn bijzonder rijk aan vezels, vitamines en antioxidanten, waardoor het vermogen van het lichaam om vrije radicalen te bestrijden wordt versterkt. Fermentatie verhoogt de biologische beschikbaarheid van de voedingsstoffen in deze groenten, waardoor ons lichaam ze efficiënter kan opnemen. B-vitamines, met name B12, en vitamine K2, die in grote hoeveelheden voorkomen in zuurkool en kimchi, zijn bijvoorbeeld cruciale voedingsstoffen voor de gezondheid van het zenuwstelsel en de botten.

Bovendien zijn gefermenteerde zuivelproducten zoals yoghurt, kefir of rauwe kaas uitstekende bronnen van probiotica die de balans van de darmflora bevorderen. Mogelijk zijn deze producten ook makkelijker verteerbaar voor mensen die gevoelig zijn voor lactose, dankzij bacteriën die deze suiker gedeeltelijk afbreken. Vooral kefir is een concentraat met voordelen, niet alleen voor de darmen, maar ook voor het immuunsysteem, de huid en de stofwisseling.

Gefermenteerde voedingsmiddelen bieden ook waardevolle hulp bij het behouden van een gezond gewicht. Door een betere spijsvertering en optimale opname van voedingsstoffen te bevorderen, helpen ze de eetlust te reguleren en onbedwingbare trek te voorkomen. Door het evenwicht van de darmflora te herstellen, verminderen ze ontstekingen, vaak de oorzaak van hormonale onevenwichtigheden die tot overmatige gewichtstoename leiden.

Het consumeren van gefermenteerd voedsel betekent dat je ervoor kiest om je lichaam op een intelligente manier te voeden, door te zorgen voor je darmmicrobiota, dit echte 'tweede brein' dat niet alleen de spijsvertering beïnvloedt, maar ook de stemming en de energie. Het is ook een preventieve aanpak tegen veel ontstekingspathologieën, door de immuunfunctie te verbeteren en metabolische processen in evenwicht te brengen.

Het opnemen van gefermenteerd voedsel in uw dagelijkse voeding is een daad van liefde jegens uw lichaam. Of het nu gaat om uw salades, uw gekookte maaltijden of als eenvoudig tussendoortje, deze voedingsmiddelen zijn natuurlijke bondgenoten die de darmen voeden en regenereren, dit centrale orgaan in onze zoektocht naar vitaliteit, gezondheid en welzijn.

57. Verzacht emotionele verlangens

Emotionele verlangens zijn onzichtbare maar zeer reële metgezellen in ons dagelijks leven. Ze komen vaak voor als we een innerlijke leegte, emotioneel lijden of stress proberen op te vullen door onze toevlucht te nemen tot voedsel. Toch zijn deze verlangens slechts een tijdelijke reactie, een lokkertje dat onze ware behoeften verbergt. Het verzachten van deze verlangens kan een weg zijn naar een betere relatie met jezelf en bewuster eten, in dienst van ons welzijn.

Emotionele verlangens manifesteren zich in verschillende vormen: ze kunnen worden veroorzaakt door een stressvolle gebeurtenis, angst, een moment van vermoeidheid of zelfs door onuitgesproken emoties. Vaak is het niet de fysieke honger die hen motiveert, maar de behoefte om zichzelf te troosten, te ontspannen of aan een moeilijke emotie te ontsnappen. Vervolgens zoeken we naar 'onmiddellijk genot' in voedsel, vaak zoet of vettig, in de hoop dat dit gevoel van voldoening de innerlijke spanning zal verlichten. Op de lange termijn versterken deze oppervlakkige oplossingen echter alleen maar het aanvankelijke ongemak.

Het is essentieel om te begrijpen dat we op deze momenten niet reageren op een voedingsbehoefte, maar op een emotionele roep. Dit is waar mindfulness om de hoek komt kijken, een praktijk van terugkeren naar jezelf, om beter naar je emoties en je ware behoeften te luisteren. Wanneer we een emotioneel verlangen voelen, kan het nuttig zijn om even te stoppen, diep adem te halen, een hand op onze buik te leggen en onszelf af te vragen: "Wat voel ik?" » Honger is vaak slechts een illusie, een manier om te ontsnappen aan emotioneel ongemak dat we niet onder ogen willen zien. Door even de tijd te nemen om bij onszelf aanwezig te zijn, kunnen we de focus verleggen van voedsel en op een gezondere en voedzamere manier in onze behoeften voorzien.

Dit betekent niet dat we smaakplezier moeten vermijden, integendeel. Met aandacht en vreugde eten is een sleutel tot het voeden van ons lichaam en onze ziel. Maar het is belangrijk om echte honger te onderscheiden van emotionele honger. In dit onderscheid ligt de sleutel tot evenwicht. Als je een emotioneel verlangen voelt, trakteer jezelf dan op een moment van welzijn in plaats van te grijpen naar troostmaaltijden: een wandeling in de natuur, een ontspannend bad, een diepe ademhalingssessie of een creatieve activiteit. Het zijn deze momenten van aandacht voor onszelf die ons innerlijke wezen werkelijk voeden.

Levend voedsel, rijk aan voedingsstoffen en enzymen, speelt ook een belangrijke rol in het emotionele evenwicht. Levend voedsel, bestaande uit fruit, groenten, zaden en noten, voedt ons lichaam en levert tegelijkertijd essentiële elementen aan ons zenuwstelsel. Omega-3 vetzuren, gevonden in lijnzaad, noten en vette vis, evenals B-vitamines en magnesium, zijn waardevolle bondgenoten bij het stabiliseren van onze stemming en stressniveaus. Een ontstekingsremmend dieet, gebaseerd op verse, onbewerkte voedingsmiddelen, helpt bij het behouden van constante energie en een betere emotieregulatie. Het is een echte ondersteuning om te voorkomen dat negatieve emoties een trigger worden voor onbedwingbare trek.

Bovendien speelt hydratatie een centrale rol bij het beheersen van emotionele verlangens. Soms, wanneer we een onstuitbare drang voelen om te snacken, stuurt ons lichaam ons een signaal van uitdroging. Het drinken van een grote slok water, of beter nog, een aftreksel van verzachtende kruiden zoals kamille of lavendel, kan de hongergevoelens helpen verdrijven. Kruidenthee voedt niet alleen het lichaam, maar ook de geest, waardoor een weldadige pauze in onze dag ontstaat.

Ten slotte is het essentieel om een harmonieuze relatie met voedsel te cultiveren. Dit omvat het leren van intuïtief eten, dit vermogen om te eten volgens onze ware behoeften, zonder schuldgevoel of overdaad. Het houdt ook in dat we herkennen wanneer we voedsel gebruiken om een emotie te bevredigen in plaats van een fysieke behoefte. Door je te verzoenen met je lichaam, te accepteren dat bepaalde perioden moeilijker zijn dan andere, en je lichaam en geest momenten van vriendelijkheid te bieden in plaats van te oordelen, is dit de echte sleutel tot het verzachten van emotionele verlangens.

Dus in plaats van deze verlangens te bestrijden, kunnen we ze leren begrijpen en temmen. Ze worden dan een signaal om terug te keren naar onszelf, om onze ziel op een meer authentieke, diepere manier te voeden. Het is in deze zachte benadering, met respect voor onze interne ritmes, dat we echte vrijheid vinden: die van bewust eten, een rustiger leven en een lichaam dat in harmonie is met zijn natuurlijke behoeften.

58. Ontgiften van moderne verontreinigende stoffen

In onze moderne wereld is blootstelling aan verontreinigende stoffen een onvermijdelijke realiteit geworden. De lucht die we inademen, het water dat we drinken, het voedsel dat we eten, zijn allemaal doordrenkt met chemicaliën die verraderlijk in ons lichaam sijpelen. Zware metalen, pesticiden, kunststoffen, voedselconserveermiddelen en vele andere verontreinigende stoffen nestelen zich in onze cellen, verstoren onze vitale functies en schaden uiteindelijk onze gezondheid. Maar het goede nieuws is dat er natuurlijke en krachtige manieren zijn om te ontgiften en balans te vinden.

Ontgiften is geen eenmalig of oppervlakkig fenomeen. Het vereist een globale aanpak, aandachtig luisteren naar je lichaam en een verlangen om terug te keren naar eenvoudige gewoonten, in harmonie met onze natuurlijke omgeving. De sleutel tot deze ontgifting ligt in de activering van onze eliminatieprocessen, ondersteund door levensstijlpraktijken die de eliminatie van gifstoffen bevorderen.

Het belang van de eliminatieorganen

Het menselijk lichaam is een prachtige ontgiftingsmachine, uitgerust met organen die gifstoffen op natuurlijke wijze kunnen elimineren: de lever, de nieren, de huid, de darmen en zelfs de longen. Elke dag voeren deze organen kolossaal werk uit om afval afkomstig van de spijsvertering, het cellulaire metabolisme en externe gifstoffen te elimineren. Maar door de opeenstapeling van moderne verontreinigende stoffen kunnen deze organen soms overbelast raken. Om hun functie te ondersteunen, is het belangrijk om hen manieren te bieden om optimaal te functioneren.

Een levend, ontstekingsremmend dieet is een pijler van ontgifting. Voedingsmiddelen die rijk zijn aan antioxidanten, zoals vers fruit en groenten, bessen, citrusvruchten en kruisbloemige groenten (broccoli, kool, radijsjes), zijn krachtige bondgenoten in dit proces. Ze helpen vrije radicalen te neutraliseren en ondersteunen de eliminatie van zware metalen en andere gifstoffen. Broccoli bevat bijvoorbeeld sulforafanen, verbindingen die de leveractiviteit stimuleren en de eliminatie van giftige stoffen bevorderen. Vruchten die rijk zijn aan vitamine C, zoals sinaasappel en kiwi, helpen de leverfunctie en de productie van collageen te ondersteunen, een essentieel element voor een gezonde huid, dat op zichzelf ook een belangrijk eliminatieorgaan is.

Voedingsvezels zijn op hun beurt essentieel voor de ontgifting van de darmen. Ze helpen gifstoffen via de ontlasting te verwijderen en bevorderen een goede spijsvertering, waardoor wordt voorkomen dat gifstoffen opnieuw in het lichaam worden opgenomen. Lijnzaad, groene groenten, volle granen en peulvruchten zijn perfecte bronnen van diepreinigende oplosbare en onoplosbare vezels.

Water: het elixer van ontgifting

Het drinken van zuiver en voldoende hydraterend water is essentieel voor een goede afvoer. Water helpt afval via de nieren te elimineren en helpt onze interne systemen te smeren. Om de ontgiftende werking van water te versterken, kun je planten of fruit toevoegen, zoals munt, citroen of gember, die stimulerende eigenschappen hebben voor de spijsvertering en de urinewegen. De infusie van ontgiftende planten, zoals paardenbloem of berk, is ook zeer gunstig voor het activeren van de eliminatie van gifstoffen.

Hydratatie is ook een waardevol hulpmiddel om het lichaam te 'spoelen' van opgehoopte verontreinigende stoffen. Water helpt bij het verwijderen van resterende zware metalen, chemicaliën en andere stoffen, die via de urine worden geëlimineerd. Voldoende hydratatie helpt daarom de nieren en eliminatieorganen te ondersteunen, terwijl een optimaal intern milieu voor celregeneratie behouden blijft.

De voordelen van zweten

De huid speelt als eliminatieorgaan een fundamentele rol bij de ontgifting. Zweten is een natuurlijke manier voor het lichaam om gifstoffen te verwijderen. Het nemen van warme baden, het beoefenen van fysieke activiteiten of het gebruik van sauna's zijn effectieve manieren om zweten te stimuleren. Vooral sport is een zachte en effectieve manier om de bloedcirculatie te versnellen, de zuurstofvoorziening van het weefsel te verbeteren en de afvoer van afvalstoffen door zweet te bevorderen. Regelmatige fysieke activiteit, of het nu stevig wandelen, yoga of dansen is, helpt het lichaam te ontgiften en biedt tegelijkertijd veel voordelen voor de mentale en fysieke gezondheid.

Verminder de blootstelling aan verontreinigende stoffen

De beste manier om te ontgiften van moderne verontreinigende stoffen is natuurlijk door ze zoveel mogelijk te vermijden. Dit vereist bewuste keuzes op een dagelijkse basis: de voorkeur geven aan biologisch voedsel om de blootstelling aan pesticiden en chemicaliën te beperken, het gebruik van natuurlijke cosmetica zonder parabenen of sulfaten, het beperken van het gebruik van plastics en chemicaliën in huis. Door deze bronnen van vervuiling te vermijden, vermindert u de belasting van gifstoffen die op uw lichaam wegen, waardoor het beter kan functioneren en beter kan worden geëlimineerd wat zich al heeft opgehoopt.

De voordelen van terugkeren naar de natuur

Een ander fundamenteel aspect van ontgifting ligt in de terugkeer naar natuurlijke ritmes en een leven dichter bij de natuur. Door ons opnieuw te verbinden met de aarde, de tijd te nemen om te luisteren naar de ritmes van ons lichaam en de natuur, kunnen we een diep herstellend evenwicht herstellen. Tijd buitenshuis doorbrengen, in de zon, in het bos of aan het water, helpt stress te verminderen en bevordert de natuurlijke ontgifting. Deze momenten van rust zorgen ervoor dat ons lichaam en onze geest kunnen regenereren.

Ontgiften, een reis naar vitaliteit

Ontgiften van moderne verontreinigende stoffen is niet alleen een fysiek proces, het is ook een benadering van het algehele welzijn. Het is een reis naar een betere gezondheid, grotere vitaliteit en ware harmonie met jezelf. Het gaat niet om het volgen van een rage of een snel ontgiftingsprogramma, maar om het herstellen van een levensstijl die de behoeften van ons lichaam respecteert, onze cellen voedt, onze eliminatieorganen ondersteunt, gifstoffen vermindert en een vorm van evenwicht vindt.

Wanneer we op een natuurlijke en bewuste manier voor ons lichaam zorgen, laten we het diep regenereren, opgehoopte onzuiverheden verwijderen en zijn volledige capaciteit om te functioneren herwinnen. Deze benadering, zachtaardig en respectvol, is de sleutel tot blijvende gezondheid en diep welzijn. Ontgiften is een continu proces, een constante terugkeer naar de essentie, voor een gezonder, lichter en meer vervuld leven.

59. Maak opnieuw verbinding met de natuur om af te vallen

In onze moderne wereld zijn steeds meer mensen vervreemd van de natuur, geabsorbeerd door een hectisch dagelijks leven en technologische zorgen die ons distantiëren van onze diepe essentie. Toch zijn onze lichamen ontworpen om in harmonie met de natuur te leven, en deze verbinding is niet alleen een sleutelfactor voor ons mentale en fysieke welzijn, maar ook voor een gezond en duurzaam gewichtsverliesproces.

Afvallen beperkt zich niet tot het simpelweg verminderen van calorieën of het beoefenen van fysieke activiteit. Het is een proces dat moet plaatsvinden met diep respect voor het lichaam en zijn natuurlijke ritmes. De natuur, met haar oneindige wijsheid, biedt ons alles wat we nodig hebben om het evenwicht te herstellen, onze vitaliteit te stimuleren en ons opnieuw te verbinden met een manier van zijn die de gezondheid bevordert. Terugkeren naar de natuur betekent het vinden van een natuurlijk evenwicht, het herstellen van eenvoudige praktijken en het toestaan dat ons lichaam zijn zelfregulatiemechanismen terugkrijgt.

De natuur als bondgenoot om onze stofwisseling in evenwicht te brengen

Wanneer we afstand nemen van de kunstgrepen van de moderne samenleving en terugkeren naar eenvoudige, natuurlijke praktijken, herstellen we het vermogen van ons lichaam om te functioneren zoals het ontworpen is om te functioneren. Stress, vervuiling, junkfood en een sedentaire levensstijl verstoren onze biologische processen. Zodra we echter weer contact maken met de natuur, kunnen we de innerlijke harmonie herstellen, wat essentieel is om de stofwisseling efficiënt te laten functioneren en op natuurlijke wijze vet te verbranden.

De natuur nodigt ons uit om eenvoudige biologische ritmes te volgen en ons opnieuw te verbinden met voorouderlijke eetgewoonten. Door bijvoorbeeld lokale en seizoensgebonden producten te eten, sluiten we ons aan bij de natuurlijke cycli van de aarde, die de beschikbaarheid van bepaald voedsel op verschillende tijdstippen van het jaar bepalen. Deze voedingskeuzes, rijker aan voedingsstoffen en beter aangepast aan onze behoeften, bevorderen niet alleen een betere spijsvertering, maar ook een optimaal gewichtsbeheer.

Wandelen en fysieke activiteit buitenshuis

Het beoefenen van fysieke activiteit buitenshuis is een fundamenteel element om opnieuw verbinding te maken met de natuur en een duurzaam gewichtsverliesproces te activeren. Wandelen in de natuur, in het bos of in de buurt van water, doet veel meer dan het stimuleren van de bloedcirculatie en het verbranden van calorieën. Het helpt ook om feel-good hormonen vrij te maken, zoals endorfine en serotonine, die stress en angst verminderen, twee factoren die vaak verband houden met overmatige gewichtstoename.

Blootstelling aan de natuur is ook een vorm van 'resetten'. Frisse lucht inademen, genieten van het daglicht, de aarde onder je voeten voelen of de elementen op de huid activeren fysiologische processen die gezond gewichtsverlies ondersteunen. Het is bewezen dat regelmatige blootstelling aan de natuur de stofwisseling verbetert, de energie verhoogt en een betere slaap bevordert, een sleutelelement om met plezier af te vallen.

De voordelen van lokaal en seizoensgebonden voedsel

Terugkeren naar de natuur betekent ook opnieuw verbinding maken met lokale en seizoensgebonden gerechten. Deze producten zijn niet alleen rijker aan voedingsstoffen, maar komen ook overeen met natuurlijke cycli die onze biologie respecteren. Het eten van in de grond geteelde groenten, sappig fruit en verse aromatische kruiden is een krachtige manier om de balans in ons lichaam te herstellen.

Lokale en seizoensgebonden voedingsmiddelen worden ook minder bewerkt, wat betekent dat er minder bewaarmiddelen, chemicaliën en pesticiden in ons voedsel zitten. Door de voorkeur te geven aan een gezond, eenvoudig en levendig dieet, herwint ons lichaam zijn vermogen om vet beter te verteren, beter te elimineren en beter te beheren. Groenten, fruit, noten en zaden zijn waardevolle bondgenoten in dit proces. Groene bladgroenten, zoals spinazie of boerenkool, zijn bijvoorbeeld bijzonder rijk aan mineralen, antioxidanten en vezels, essentieel voor het bevorderen van een goede spijsvertering en een optimale stofwisseling.

Het belang van slaap en rust in harmonie met de natuur

De natuur leert ons ook het belang van slaap en rust. Wanneer we ermee in contact komen, voelen we de oproep om te vertragen, te stoppen, te luisteren naar de signalen die ons lichaam ons stuurt. Slaap is essentieel om af te vallen en een goede gezondheid te behouden. Door opnieuw contact te maken met de natuur herstellen we een natuurlijker levensritme, een ritme dat een betere slaapkwaliteit bevordert, ontstekingen vermindert en het lichaam in staat stelt weefsel te herstellen, gifstoffen te elimineren en opgeslagen vet effectiever te beheren.

Natuurlijk zonlicht, de rust van de natuur en het ritme van zonsondergang en zonsopgang beïnvloeden onze biologische cyclus. Wanneer we in harmonie met deze ritmes leven, is ons lichaam beter voorbereid op de spijsverterings- en eliminatieprocessen, die een cruciale rol spelen bij gewichtsbeheersing.

De kracht van emotionele verbinding met de natuur

Ten slotte betekent het opnieuw verbinden met de natuur om af te vallen ook het herontdekken van de rustgevende kracht van de natuurlijke omgeving op ons emotionele welzijn. Velen van ons eten uit stress, angst of negatieve emoties, wat kan leiden tot onevenwichtig eetgedrag. Je batterijen opladen in de natuur, diep ademhalen, bomen observeren, naar vogelgezang luisteren of in de buurt van water zitten, helpt angstgevoelens te verminderen, mentale helderheid te herwinnen en een gezondere relatie met voedsel te ontwikkelen.

Wanneer we ons opnieuw verbinden met onze natuurlijke omgeving, maken we ook opnieuw verbinding met onze eigen diepere natuur. We leren beter naar onze behoeften te luisteren, ons los te maken van eetgewoonten die worden gedicteerd door negatieve emoties en een meer bewuste en intuïtieve benadering van voedsel te cultiveren.

Afvallen met plezier: een terugkeer naar de basis

Terugkeren naar de natuur om af te vallen is vooral een daad van liefde en respect voor jezelf. Het gaat erom op een natuurlijke manier voor je lichaam te zorgen, waarbij je vertrouwt op eenvoudige maar krachtige praktijken: levend voedsel, fysieke activiteit in de buitenlucht, een goede nachtrust en luisteren naar onze diepe behoeften. Door ons opnieuw te verbinden met de natuur, verbinden we ons opnieuw met onze eigen essentie, dat wat ons leidt naar een ideaal gewicht en duurzame gezondheid, in vreugde en balans.

60. Afgeleide baden: de weinig bekende detox-bondgenoot

In onze tijd waarin ontstekingen, stress en vervuiling onzichtbare vijanden van onze gezondheid zijn, is het essentieel om te zoeken naar eenvoudige en natuurlijke oplossingen om het lichaam te zuiveren.

Soms is het voldoende om terug te keren naar voorouderlijke, vergeten praktijken om opnieuw verbinding te maken met een diepe gezondheid. Afgeleide baden, een eenvoudige en krachtige methode, zijn daar één van. Deze techniek, die een echte schat is, wordt echter nog steeds grotendeels genegeerd door veel fans van detox en natuurlijke gezondheid.

Afgeleide baden zijn een ontgiftingsmethode die zowel op lichaam als geest inwerkt. Het bestaat uit het gebruik van koud water om de bloedcirculatie te stimuleren, het lichaam diep te ontgiften en de eliminatie van gifstoffen te bevorderen, terwijl het een gevoel van welzijn en lichtheid geeft. Deze eenvoudige maar krachtige oefening kan uw dagelijks leven transformeren, uw lichaam lichter maken en een natuurlijk gewichtsverliesproces bevorderen.

Een diep ontgiftingsmechanisme

Afgeleide baden werken in op het vermogen van het lichaam om opgehoopt afval te verwijderen, vaak gekoppeld aan slechte voeding, stress of sedentaire levensstijlgewoonten. Door bepaalde delen van het lichaam te koelen, voornamelijk de onderbuik en het bekkengebied, activeert deze methode het lymfestelsel en stimuleert de natuurlijke organen: de lever, de nieren, de huid en de darmen. Deze gebieden zijn vaak stagnatiepunten waar gifstoffen zich concentreren. Door de werking van koud water wordt de bloedcirculatie gestimuleerd, waardoor de organen gemakkelijker gifstoffen kunnen verwijderen en kunnen regenereren.

In tegenstelling tot wat je zou denken, veroorzaakt de werking van koud water geen brute schok voor het lichaam. Integendeel, het zal natuurlijke afweermechanismen activeren en de bloedsomloop op een zachte en diepe manier stimuleren, waardoor een progressieve maar voortdurende ontgifting mogelijk wordt. Het is een manier om de vitale krachten van het lichaam te wekken, zodat het zichzelf diep kan reinigen en de voedingsstoffen die het ontvangt beter kan opnemen.

Een waardevolle hulp bij het beheersen van ontstekingen

Chronische ontstekingen zijn een van de belangrijkste vijanden van de moderne gezondheidszorg. Of het nu verband houdt met een dieet dat te suikerrijk is, met bewerkte voedingsmiddelen of met stress, ontstekingen zijn verantwoordelijk voor veel pathologieën en vormen ook een obstakel voor het gewichtsverliesproces. Afgeleide baden werken rechtstreeks in op deze ontsteking, door de bloedsomloop te stimuleren en de eliminatie van ontstekingsafval uit het lichaam te vergemakkelijken. Door ontstekingen te verminderen, zorgt deze praktijk ervoor dat het lichaam weer in balans komt en beter functioneert, waardoor een gunstiger omgeving voor gewichtsverlies ontstaat.

De afgeleide badmethode heeft ook effect op het zenuwstelsel. Blootstelling aan koud water stimuleert de productie van noradrenaline, een neurotransmitter die essentieel is bij het beheersen van stress en ontstekingen. Dit helpt de opgebouwde spanning in het lichaam te verminderen en bevordert een betere regulatie van de stofwisseling.

Een natuurlijke aanvulling op een levend en ontstekingsremmend dieet

Afgeleide baden zijn geen vervanging voor een gezond, levend dieet, maar ze zijn een krachtige aanvulling. In combinatie met een ontstekingsremmend dieet, gebaseerd op levend, onbewerkt en voedingsrijk voedsel, bereiken ze veel snellere en duurzame resultaten. Door bijvoorbeeld een dieet te consumeren dat rijk is aan verse groenten, seizoensfruit, zaden en noten, en door industriële producten te elimineren, voeden we ons lichaam optimaal. Afgeleide baden bevorderen, door de eliminatie van gifstoffen te stimuleren en ontstekingen te verminderen, de opname van deze essentiële voedingsstoffen terwijl ze het lichaam bevrijden van zijn excessen.

Een goed dieet, naast afgeleide baden, helpt het immuunsysteem te versterken, een goed hormonaal evenwicht te herstellen en een actief en efficiënt metabolisme te behouden. Samen helpen deze praktijken de fysiologische functies van het lichaam opnieuw in evenwicht te brengen en tegelijkertijd het gewichtsbeheer te vergemakkelijken, zonder ontberingen of draconische diëten.

De praktijk van afgeleide baden: eenvoudig en voor iedereen toegankelijk

Een van de grootste voordelen van afgeleide baden is hun eenvoud. Het is geen complexe methode en er is ook geen dure of moeilijke apparatuur voor nodig. Het enige wat je nodig hebt is een schone handdoek, een bak koud water en een paar minuten per dag om de voordelen van deze oefening te ervaren.

Bij deze methode gaat u op een stoel zitten met uw benen uit elkaar en legt u een in koud water gedrenkte doek over het bekkengebied. Deze positie zorgt ervoor dat het koude water de bloedsomloop stimuleert, terwijl het perfect comfortabel is. Afgeleide baden kunnen meerdere keren per week of zelfs elke dag worden gedaan om te profiteren van hun ontgiftende effecten op de lange termijn.

De resultaten zijn zichtbaar na een paar dagen of weken oefenen: meer energie, een zuiverdere huid, een soepelere spijsvertering en een algemeen welzijn dat een lichtere en natuurlijkere levensstijl bevordert.

Een terugkeer naar de bronnen van welzijn

Ontgiften via afgeleide baden betekent dat je opnieuw verbinding maakt met eenvoudige, voorouderlijke praktijken die de natuurlijke ritmes van het lichaam respecteren. In een wereld waarin we voortdurend op zoek zijn naar ingewikkelde en kunstmatige oplossingen, herinnert deze methode ons eraan dat er eenvoudige, natuurlijke en effectieve manieren zijn om ons evenwicht te vinden. Door regelmatig afgeleide baden te beoefenen, helpen we ons lichaam zich te ontdoen van onzuiverheden, zijn vitale energie terug te krijgen en een intern milieu te creëren dat bevorderlijk is voor de gezondheid en langdurig gewichtsverlies.

Afgeleide baden zijn daarom een waardevol hulpmiddel in het arsenaal van natuurlijke ontgifting, en ze stellen u in staat een diep welzijn te cultiveren terwijl u het lichaam ondersteunt in zijn regeneratieproces. Het is een zachte maar krachtige methode die ons helpt om met vreugde en in harmonie met ons lichaam af te vallen.

61. Vet temmen: het goede en het slechte

Op de reis naar een optimale gezondheid is het essentieel om het innerlijke evenwicht te herstellen, en dit begint vaak met de manier waarop we vetten waarnemen en integreren in onze voeding. Te lang is vet gestigmatiseerd en in dezelfde mand gegooid als suikers en andere voedingsmiddelen die als schadelijk worden beschouwd. Het is echter de hoogste tijd om de zaken in perspectief te plaatsen en de deugden van vet te herontdekken, terwijl je weet hoe je het goede van het slechte kunt onderscheiden.

Vet is veruit een van de meest verkeerd begrepen macronutriënten. Voor velen blijft het synoniem met gewichtstoename, een slechte gezondheid van het hart en ontstekingen. Zonder dit zou het lichaam echter niet goed kunnen functioneren. Vet is niet alleen een bron van energie; het speelt een essentiële rol bij de productie van celmembranen, de opname van in vet oplosbare vitamines en bij de hormonale regulatie. Met andere woorden, het is van fundamenteel belang voor ons welzijn. De vraag is dus niet om vet volledig te vermijden, maar eerder om de juiste vetten te leren kiezen en deze op een evenwichtige manier te consumeren.

Goede vetten: bondgenoten van de gezondheid

Vetten zijn essentiële voedingsstoffen voor het leven, maar niet alle vetten zijn gelijk. Er is een groot verschil tussen meervoudig onverzadigde vetten en verzadigde vetten, tussen dierlijke vetten en plantaardige vetten, en tussen bewerkte vetten en natuurlijke vetten.

Zogenaamde "goede" vetten zijn meervoudig onverzadigde vetten en enkelvoudig onverzadigde vetten. Deze laatste zijn vooral aanwezig in koudgeperste plantaardige oliën, zoals olijfolie, lijnzaadolie of raapzaadolie, maar ook in avocado's, noten, zaden en vette vis zoals zalm of makreel. Deze vetten helpen niet alleen het lichaam te voeden, maar ondersteunen ook de vermindering van ontstekingen, de regulering van cholesterol en de bescherming van het hart.

Omega-3 vetzuren, gevonden in voedingsmiddelen zoals chiazaad, lijnzaad en vette vis, zijn bijzonder gunstig. Ze hebben ontstekingsremmende eigenschappen en zijn essentieel voor een goede hersenfunctie en een gezonde huid. Een adequate consumptie van omega-3, naast een dieet dat rijk is aan antioxidanten, kan veel pathologieën helpen voorkomen die verband houden met ontstekingen, zoals hart- en vaatziekten, artritis of zelfs bepaalde vormen van depressie.

Bovendien zijn deze gezonde vetten waardevolle bondgenoten bij gewichtsbeheersing. In tegenstelling tot transvetten of verzadigde vetten bevorderen ze de verzadiging en helpen ze het insulinegehalte te reguleren, wat de onbedwingbare trek helpt voorkomen en de opbouw van ongewenst lichaamsvet voorkomt.

Slechte vetten: vermijd koste wat het kost

In tegenstelling tot gezonde vetten zijn verzadigde vetten en transvetten verantwoordelijk voor veel stofwisselingsstoornissen. Verzadigde vetten, aangetroffen in vet vlees, volvette zuivelproducten, boter en tropische oliën zoals palmolie, kunnen ontstekingen bevorderen en het risico op hartziekten en diabetes type 2 verhogen. Overmatige consumptie ervan verstoort de stofwisseling en bevordert de opslag van lichaamsvetten. vooral in de buikstreek, vaak geassocieerd met een verhoogd risico op ziekten.

Transvetten zijn daarentegen nog verraderlijker. Ze ontstaan door de hydrogenering van plantaardige oliën, een proces waarbij onverzadigde oliën in vaste vetten worden omgezet. Ze zijn te vinden in veel industriële producten: koekjes, gebak, gefrituurd voedsel, bereide maaltijden en margarines. Transvetten verstoren de cellulaire functie ernstig, verhogen het niveau van het slechte cholesterol (LDL), terwijl het het goede cholesterol (HDL) verlaagt, en bevorderen chronische ontstekingen.

Het is daarom essentieel om deze vetten zoveel mogelijk te vermijden. Bewust worden van de verwerkte en industriële producten in onze voeding is een eerste stap om onszelf te bevrijden van de schadelijke effecten van deze vetten. Geraffineerde oliën, suikerhoudende en vette producten uit de voedingsindustrie horen niet thuis in een levend, ontstekingsremmend en lichaamvriendelijk dieet.

Vetten temmen: bewuste en evenwichtige consumptie

Het geheim van met plezier afvallen en het behouden van een optimale gezondheid ligt in balans. Het is geen kwestie van jezelf beroven, maar van het begrijpen van het verschil tussen vetten die voeden en vetten die schadelijk zijn. Overtollige verzadigde of transvetten belemmeren het vermogen van het lichaam om vet te verbranden en voedingsstoffen op de juiste manier te metaboliseren. Aan de andere kant helpt een evenwichtige consumptie van gezonde vetten de hormonen te reguleren, de celgezondheid te behouden en een gezond gewicht te behouden.

Het opnemen van gezonde vetten in elke maaltijd, zoals een handvol noten in je salade, een eetlepel olijfolie om je groenten op smaak te brengen, of vette vis als bron van eiwitten en voedende vetten, is een manier om het lichaam te voeden en tegelijkertijd de kans te geven regenereren.

Een levend en ontstekingsremmend dieet: een holistische visie

Vetten mogen, net als andere macronutriënten, niet op zichzelf worden geconsumeerd, maar moeten worden geïntegreerd in een holistisch, levend dieet. Dit betekent kiezen voor verse, onbewerkte voedingsmiddelen die rijk zijn aan voedingsstoffen en geteeld zijn volgens natuurlijke cycli. Bovendien helpt het combineren van gezonde vetten met vezels, plantaardige eiwitten en complexe koolhydraten je stofwisseling in balans te houden en verklein je de kans op ontstekingen.

De rol van vetten in onze voeding beperkt zich niet tot gewichtsbeheersing. Ze zijn essentieel voor de gezondheid van onze huid, de regulering van ons humeur, ons vermogen om met stress om te gaan en onze dagelijkse energie. Het temmen van vet betekent dus dat we leren het op een intelligente manier in ons dieet te integreren, terwijl we de valkuilen van slechte vetten vermijden en een levensstijl cultiveren die de natuurlijke ritmes van ons lichaam respecteert.

Door bewust om te gaan met vetten en ze verstandig te kiezen, kunnen we ons lichaam voeden, het voorzien van de middelen die het nodig heeft en het laten transformeren, terwijl we onszelf bevrijden van onnodig gewicht, niet alleen op fysiek niveau, maar ook op emotioneel vlak. en energetisch niveau.

62. Plantaardige eiwitten: lichte bouwers

In onze zoektocht naar een gezond en uitgebalanceerd dieet is het cruciaal om de plaats van eiwitten in ons dagelijks leven te heroverwegen. Te vaak associëren we eiwitten met vlees, eieren en dierlijke producten, waarbij we vergeten dat de natuur ons een oneindige rijkdom aan plantaardige bronnen biedt die net zo voedzaam zijn, maar veel lichter voor lichaam en geest. Plantaardige eiwitten zijn de lichte bouwers van het lichaam, perfecte bondgenoten voor een duurzame gezondheid en een slank figuur.

Eiwitten zijn essentieel voor het leven, het zijn de bouwstenen van onze cellen, spieren, hormonen en enzymen. Ze spelen een sleutelrol bij weefselherstel en -groei, energieproductie en het handhaven van een functioneel metabolisme. Dierlijke eiwitten, die vaak rijk zijn aan verzadigde vetten en purines, kunnen echter onevenwichtigheden en chronische ontstekingen veroorzaken, pathologieën die in onze moderne samenlevingen steeds vaker voorkomen. Dit is waar plantaardige eiwitten een rol gaan spelen, als lichte en gezondheidsvriendelijke alternatieven.

De voordelen van plantaardige eiwitten: een natuurlijke rijkdom

Plantaardige eiwitten zijn niet alleen lichter om te verteren, maar zitten ook boordevol waardevolle voedingsstoffen die het lichaam zacht en effectief ondersteunen. Door voor plantaardige bronnen te kiezen, integreert u een verscheidenheid aan vitamines, mineralen, vezels en krachtige antioxidanten in uw dieet. In tegenstelling tot dierlijke eiwitten zijn ze ook vrij van verzadigde vetten en gifstoffen uit de intensieve landbouw.

Peulvruchten, zoals linzen, kikkererwten, bonen en tuinbonen, zijn uitzonderlijke bronnen van plantaardige eiwitten. Ze bevatten ook vezels die de spijsvertering ondersteunen en de bloedsuikerspiegel reguleren, waardoor ze langdurige energie leveren zonder de suikerpieken en -crashes die vaak worden geassocieerd met dierlijke eiwitten. Deze vezels voeden tevens de darmflora, essentieel voor een optimale spijsvertering en een sterk immuunsysteem.

Zaden, zoals chia, vlas, pompoen en zonnebloem, bevatten ook veel eiwitten en bieden gezonde vetten, met name omega-3 vetzuren, die een sleutelrol spelen bij het verminderen van ontstekingen en de bescherming van het hart. Ze zijn ook uitstekende bronnen van mineralen zoals magnesium, zink en ijzer. Deze kleine zaadjes zijn echte vitaliteitsconcentraten, die de lichaamsstructuren versterken en tegelijkertijd de geest voeden.

Noten, zoals amandelen, cashewnoten of pecannoten, ronden dit plantaardige eiwitpalet af door een combinatie van eiwitten, gezonde vetten en antioxidanten te bieden. Ze helpen de bloedcirculatie te verbeteren, voeden de huid en bevorderen de celregeneratie.

Tofu, tempeh en andere sojaproducten zijn complete eiwitbronnen, wat betekent dat ze alle essentiële aminozuren bevatten die het lichaam nodig heeft. Bovendien is soja een bijzonder interessant plantaardig eiwit vanwege zijn rijkdom aan isoflavonen, verbindingen die het hormonale evenwicht ondersteunen en ontstekingen bestrijden.

Lichte maar krachtige eiwitten

Plantaardige eiwitten zijn lichte bouwers. Ze hebben het vermogen om diep te voeden, terwijl ze het werk van de spijsvertering verlichten en de impact op onze vitale organen, zoals de nieren en de lever, verminderen. In tegenstelling tot dierlijke eiwitten, die moeilijk te metaboliseren zijn, worden plantaardige eiwitten gemakkelijk door het lichaam opgenomen en gebruikt. Ze zijn perfecte bondgenoten voor degenen die een gezond lichaam willen behouden, zonder hun orgaansystemen te overbelasten.

Plantaardige eiwitten spelen ook een preventieve rol bij gewichtsbeheersing. Hun hoge vezelgehalte bevordert een langdurig gevoel van verzadiging, wat helpt het tussendoortje te beperken en een stabiel gewicht te behouden, zonder ontbering of frustratie. Bovendien helpen deze eiwitten de bloedsuikerspiegel te reguleren, waardoor de risico's op diabetes type 2 en andere stofwisselingsziekten worden verminderd.

De integratie van plantaardige eiwitten in een ontstekingsremmend dieet

In een levend, ontstekingsremmend dieet moet de nadruk liggen op natuurlijke, onbewerkte voedingskeuzes. Plantaardige eiwitten zijn niet alleen gunstig voor gewichtsbeheersing en ziektepreventie, maar spelen ook een fundamentele rol bij het verminderen van chronische ontstekingen. Door dierlijke bronnen te vervangen door plantaardige eiwitten, helpen we ontstekingsverschijnselen te verminderen, die aan de basis liggen van veel moderne pathologieën, zoals spijsverteringsstoornissen, gewrichtspijn, hart- en vaatziekten en zelfs bepaalde vormen van kanker.

Plantaardige eiwitten helpen, vanwege hun hoge gehalte aan antioxidanten en lage gehaltes aan verzadigde vetten, vrije radicalen te verminderen en het lichaam te beschermen tegen vroegtijdige veroudering. Ze ondersteunen ook de celregeneratie en het evenwicht van hormonale functies, wat bijdraagt aan het algehele welzijn.

Plezier en gezondheid met elkaar verzoenen

Het integreren van plantaardige eiwitten in onze voeding mag geen beperking zijn, maar eerder een kans om het plezier van eenvoudige en natuurlijke voeding te herontdekken. Het geheim schuilt in de authenticiteit van de ingrediënten, hun versheid en de manier waarop we ze bereiden. Linzensoepen, kikkererwtensalades, groente- en hummuswraps of smoothies verrijkt met zaden en noten kunnen bijvoorbeeld heerlijke en voedzame gerechten zijn.

Deze plantaardige eiwitten zijn niet alleen een antwoord op onze voedingsbehoeften, ze zijn ook een manier om een gezondere relatie met ons voedsel te cultiveren, bewuster en in harmonie met ons lichaam. Ze stellen ons in staat onze cellen diepgaand te voeden, terwijl ons natuurlijk evenwicht behouden blijft.

Het opnieuw integreren van plantaardige eiwitten in ons dagelijks leven betekent dus kiezen voor lichtgewicht bouwstoffen die het lichaam ondersteunen zonder het te verzwaren, en die de geest voeden en tegelijkertijd vitaliteit en energie verschaffen. Door deze keuze te maken, kiezen we voor een blijvende gezondheid, een verfijnd silhouet en algeheel welzijn.

63. Leer te vertragen om beter te verteren

De spijsvertering is een fascinerend proces, een subtiele dans waarbij elke stap, elke beweging, elk ingrediënt zijn rol speelt. In onze hectische levens hebben we echter de neiging dit delicate mechanisme te verwaarlozen. We eten snel, we slokken ons voedsel naar binnen zonder er op te letten, zonder rekening te houden met de tijd die ons lichaam nodig heeft om het op de juiste manier te verwerken. Hier komt een fundamenteel principe om de hoek kijken: leren vertragen.

Vertragen is niet alleen een uitnodiging om een moment voor jezelf te nemen, het is ook een manier om ons lichaam weer in zijn natuurlijke ritme te brengen. En wanneer we dit principe toepassen op de spijsvertering, zijn de voordelen talrijk: betere opname van voedingsstoffen, vermindering van een opgeblazen gevoel, betere hormonale balans en geoptimaliseerde stofwisseling. Het is een daad van respect jegens ons lichaam, een gebaar waardoor het in harmonie kan werken, zonder te worden geduwd.

De link tussen spijsvertering en snelheid

Ons spijsverteringssysteem is, net als onze hele fysiologie, ontworpen om soepel te functioneren, in een rustige omgeving. Maar vandaag de dag leven we in een razend tempo. We eten onze maaltijden in slechts een paar minuten, vaak voor een scherm, verzonken in onze zorgen. Deze stress, deze opwinding ontwricht niet alleen ons zenuwstelsel, maar ook ons spijsverteringsstelsel.

Als we snel eten, krijgen we te veel lucht binnen, wat kan leiden tot een opgeblazen gevoel en een zwaar gevoel. Bovendien geven we ons speeksel niet de tijd om het voedsel te begeleiden tijdens het initiële afbraakproces van koolhydraten. Speeksel, boordevol spijsverteringsenzymen, speelt een fundamentele rol: het initieert de vertering van zetmeelrijk voedsel en bereidt de basis voor de rest van het proces. Als we te snel kauwen, wordt deze eerste stap van de spijsvertering verwaarloosd, waardoor de maag en darmen harder moeten werken om dit te compenseren.

Door te vertragen bieden we ons lichaam de mogelijkheid om elke fase van de spijsvertering diepgaand te beginnen. Elke hap is een kans om ons lichaam echt te voeden, zonder het te overhaasten, door het in staat te stellen voedsel optimaal te ontvangen en te assimileren.

De voordelen van een langzame en bewuste spijsvertering

Door te vertragen, kunnen we ons bewust worden van wat we eten. Als we langzaam eten, merken we de kleur, textuur, geur en zelfs smaak van voedsel op. Elke maaltijd wordt een moment van genot, een moment van zintuiglijk ontwaken. We genieten echt van ons eten, wat niet alleen onze geest kalmeert, maar ook signalen in onze hersenen activeert die de verzadiging bevorderen.

Deze bewuste aandacht helpt ons opnieuw in contact te komen met onze echte honger en de hoeveelheden beter te beheren. We hebben inderdaad allemaal de reflex om snel te eten, vaak veel meer dan we nodig hebben, omdat we niet de tijd namen om te voelen wanneer we vol zaten. Langzaam eten geeft het lichaam de tijd om het signaal van verzadiging naar de hersenen te sturen, waardoor overeten wordt voorkomen.

Een langzamere, rustigere spijsvertering heeft ook gunstige effecten op de darmgezondheid. Het zorgt ervoor dat voedsel beter kan worden gekauwd, waardoor de afbraak ervan door de spijsverteringssappen wordt vergemakkelijkt en de belasting van de maag wordt verminderd. Een goed uitgevoerde spijsvertering, in kalmte en sereniteit, optimaliseert de opname van voedingsstoffen. Deze perfecte opname van voedingsstoffen heeft tot gevolg dat de cellen van ons lichaam worden gevoed, onze energie wordt ondersteund en de goede werking van al onze organen wordt verzekerd.

De rol van kalmte en intentie bij de spijsvertering

Leren vertragen betekent ook dat je ermee instemt de tijd te nemen om een ruimte te creëren die bevorderlijk is voor de spijsvertering. De omgeving speelt een sleutelrol. Door op een rustige plek te eten, zonder afleiding, kun je je volledig concentreren op het spijsverteringsproces. Het is ook essentieel om even te ontspannen voordat u gaat eten, om te ontsnappen aan de dagelijkse stress. Een paar keer diep ademhalen, een moment van dankbaarheid voor het voedsel dat we gaan consumeren, dit alles bereidt ons lichaam voor op het ontvangen van wat we het aanbieden.

Intentie is een essentieel ingrediënt. Wanneer we eten met de bedoeling ons lichaam te voeden, sturen we signalen naar ons spijsverteringsstelsel om optimaal te functioneren. De intentie om je lichaam goed te voeden, om voor jezelf te zorgen door middel van dit dagelijkse gebaar, is zeer nuttig. Dit helpt spanning los te laten, de geest te openen en een echte verbinding te creëren tussen wat we eten en wat we voelen.

Eet langzaam om lichaam en geest in balans te brengen

Het natuurlijke ritme van de spijsvertering komt overeen met dat van het leven. Elke functie van ons lichaam volgt zijn eigen tempo, zijn eigen tempo. Wanneer we de snelheid van onze maaltijden vertragen, stemmen we ons lichaam af op zijn werkelijke behoeften. Het is niet de hoeveelheid voedsel die we consumeren die ons welzijn bepaalt, maar de kwaliteit van onze relatie met dat voedsel.

Het gaat veel verder dan alleen de fysieke spijsvertering. Als we de tijd nemen om goed te eten, voeden we onze geest. Dit moment wordt een rustgevend ritueel, een moment van vriendelijkheid jegens onszelf. Elke hap wordt een manier om de wervelwind van het dagelijks leven te vertragen, om voor ons lichaam te zorgen, om het in balans te brengen en te eren.

Leren vertragen om beter te verteren is een uitnodiging om terug te gaan naar de basis. Om te vertragen, zodat we van het leven kunnen genieten, onszelf bewust kunnen voeden en ons lichaam kunnen voorzien van alles wat het nodig heeft om optimaal te functioneren. Het is een eenvoudige maar uiterst effectieve aanpak om ons algehele welzijn te verbeteren, vreugde te cultiveren bij elke maaltijd en zo ons lichaam en geest te voeden in een staat van blijvende sereniteit.

64. Maak opnieuw verbinding met het plezier van bewegen

In een wereld waar de tijd altijd haast lijkt te hebben, waar de verplichtingen zich opstapelen en waar er voortdurend vraag naar ons is, is het gemakkelijk geworden om te vergeten dat beweging, in zijn eenvoud, een van de grootste natuurlijke genoegens van de mens is. . Bewegen is echter niet alleen een noodzaak om een goede gezondheid te behouden, het is een daad van vrijheid, vreugde en vitaliteit. Terugkeren naar dit fundamentele plezier betekent dat we onszelf de kans geven om het evenwicht te herstellen, ons lichaam te versterken, maar ook onze geest te voeden.

Velen van ons zijn vergeten dat bewegen een bron van puur plezier kan zijn. We hebben oefening geassocieerd met dwang, met een strikt schema, met opoffering. We zien beweging vaak als een taak die we moeten volbrengen in plaats van als een kans om opnieuw verbinding te maken met onszelf. Daarom is het essentieel om deze lichtheid te herontdekken, dit eenvoudige plezier dat schuilt in het feit van bewegen.

Het lichaam, een tempel van beweging

Het menselijk lichaam is een wonder van aanpassingsvermogen, ontworpen om gemakkelijk te bewegen. Onze gewrichten, onze spieren, onze ligamenten, ons hart, alles is gemaakt om te bewegen, om met de wereld te communiceren. Het is niet bedoeld om statisch te zijn, om urenlang in starre houdingen vast te zitten en achter een scherm te zitten. Een sedentaire levensstijl is een afwijking voor onze biologie. Wanneer we ons opnieuw verbinden met ons lichaam en zijn fundamentele bewegingsbehoeften, geven we het de mogelijkheid terug om te stralen.

Terugkeren naar het plezier van bewegen betekent dat we ermee instemmen deze activiteit op een natuurlijke manier en zonder druk opnieuw in ons dagelijks leven te integreren. Het doel is niet om een marathon te lopen, maar om de simpele geneugten van beweging te herontdekken: lopen, dansen, stretchen, springen, lachen, diep ademhalen. Elk gebaar, elke beweging kan een bron van diepe vreugde en welzijn zijn.

Het belang van bewegen voor de fysieke en mentale gezondheid

Beweging is een echte preventieve geneeskunde. Als we bewegen, versterken we ons spier- en botstelsel, verbeteren we onze bloedcirculatie, optimaliseren we onze stofwisseling en laten we vooral endorfines vrij, deze gelukshormonen. Maar dat is niet alles. Bewegen bevrijdt onze geest ook van opgehoopte spanningen, vermindert stress en brengt een gevoel van innerlijke rust.

Het is bewezen dat bij lichaamsbeweging neurotransmitters vrijkomen die direct van invloed zijn op onze stemming. Bewegen met plezier wordt dus een natuurlijke manier om onze emoties in evenwicht te brengen, ons los te maken van zorgen en onze geestelijke gezondheid te versterken. Lichaamsbeweging wordt een echte therapie tegen stress, angst en depressie.

Daarnaast helpt regelmatig bewegen om een natuurlijk gezond gewicht te behouden. In tegenstelling tot restrictieve diëten die het lichaam uitputten, stelt fysieke activiteit ons in staat onze stofwisseling op een zachte en progressieve manier te reguleren, door de vetverbranding te stimuleren en het herstel van lichaamsweefsels te bevorderen. Dit helpt ons op een gezonde, duurzame manier af te vallen, zonder ontberingen en met hernieuwd plezier.

Vind bewegingsvrijheid door eenvoudige gebaren

U hoeft geen intensieve programma's of krachtige trainingen te volgen om de vruchten van beweging te plukken. Terugkeren naar het plezier van bewegen betekent ook weten hoe je eenvoudige dagelijkse gebaren kunt waarderen: de trap nemen in plaats van de lift, in een aangenaam tempo lopen, je strekken in de ochtend of aan het eind van de dag, dansen op je favoriete muziek, tuinieren, spelen met uw kinderen. Deze kleine gebaren, die dagelijks worden verzameld, zijn veel krachtiger dan we denken.

In een wereld waar we vaak worden uitgedaagd door complexe fitnessprogramma's, is het belangrijk om terug te gaan naar de basis: natuurlijk bewegen, luisteren naar je lichaam. Het idee is niet om te forceren, maar om vrijheid in beweging te vinden, om naar jezelf te luisteren, om je behoeften te respecteren, om plezier te hebben in elke stap, elke rek, elke schok. Het begrip plezier is essentieel. Hoe meer we genieten van bewegen, hoe vrijer het lichaam voelt, hoe rustiger de geest, hoe meer energie en vitaliteit we voelen.

Dansen met het leven

De beweging is een dans. Er is geen inspanning nodig om te dansen, er is alleen zelfexpressie, vreugde, plezier en vrijheid. Bewegen is dansen met het leven, en elk gebaar kan een dans op zich zijn. Of je nu loopt, rent, zwemt of yoga doet, het idee is om opnieuw verbinding te maken met de vloeibaarheid van het lichaam, om gebaren zich zonder beperking te laten uiten. Dit is de kunst van het bewegen met plezier: accepteren dat elke beweging een dans is, een viering van het leven.

Beweging, een pad naar evenwicht

Wanneer we ons opnieuw verbinden met het plezier van bewegen, komen we in een positieve dynamiek terecht die alle aspecten van ons bestaan beïnvloedt. Het lichaam wordt sterker, de geest kalmeert, emoties stabiliseren. Lichamelijke activiteit wordt een integraal onderdeel van onze routine, maar in een vreugdevolle, harmonieuze en respectvolle versie van ons ritme. Het is een weg naar evenwicht, niet door te proberen een opgelegd ideaal te bereiken, maar door de vorm te vinden die bij ons past, de vorm die ons in staat stelt volledig te bloeien.

Door dit bewegingsplezier te cultiveren, bieden we ons lichaam de mogelijkheid om te revitaliseren en onze geest de mogelijkheid om te ontspannen. Elke stap is een overwinning op de zwaarte van het dagelijks leven, een stap naar duurzame gezondheid en een betere levenskwaliteit. Laten we dus de bewegingsvrijheid herontdekken en onszelf toestaan te bewegen, niet om een taak te volbrengen, maar om te genieten van de energie die het ons geeft.

65. Zelfliefde: de ultieme sleutel tot verlichting

In onze nooit eindigende zoektocht naar gezondheid en welzijn is er één essentiële waarheid die vaak over het hoofd wordt gezien: eigenliefde. Het is geen eenvoudig theoretisch concept, noch een abstract idee, maar een levende en dynamische kracht, een fundamenteel principe om onszelf te verlichten, niet alleen van het fysieke gewicht, maar ook van de emotionele en mentale gewichten die ons belasten. Zelfliefde is in werkelijkheid de ultieme sleutel tot het herwinnen van de lichtheid van lichaam en geest, tot het bereiken van blijvende harmonie en uiteindelijk tot het met vreugde afvallen.

Het is belangrijk om te begrijpen dat eigenliefde geen egoïstische daad is, noch een narcistische daad. Het is een diepgaande vorm van respect en vriendelijkheid jegens onszelf, een heilige daad die bestaat uit het eren van ons wezen in zijn geheel, zonder oordeel of kritiek. Eigenliefde, in zijn puurheid, is bevrijdend. Het stelt ons in staat te accepteren wie we zijn, met onze sterke en zwakke punten, en onszelf de mogelijkheid te bieden om te genezen, te bloeien en onszelf te transformeren.

Verlicht jezelf van binnenuit om je lichaam lichter te maken

Een van de redenen waarom we vaak moeite hebben om duurzaam af te vallen, is onze relatie met onszelf. Als we onszelf voortdurend beoordelen, als we onszelf meedogenloos bekritiseren, als we ons lichaam niet accepteren zoals het is, ontstaat er een vorm van chronische stress, die op de lange termijn een omgeving creëert die bevorderlijk is voor hormonale en emotionele onevenwichtigheden. Door stress komen hormonen zoals cortisol vrij, wat tot gevolg heeft dat het de vetopslag bevordert en onze stofwisseling verandert.

Wanneer we leren diep van onszelf te houden, komen we in een positieve cirkel terecht. Door van onszelf te houden, kiezen we ervoor om voor ons lichaam te zorgen, ernaar te luisteren, het voedzaam voedsel en respectvolle gebaren aan te bieden, het te geven wat het nodig heeft om te regenereren. Zelfliefde dwingt ons om op een gezonde en bewuste manier te eten, om keuzes te maken die ons welzijn op de lange termijn bevorderen, en om niet toe te geven aan de verleidingen van industriële voeding of snelle oplossingen. Het is dit respect en deze aandacht voor onszelf die ons in staat stelt om op een natuurlijke manier lichter te worden, zonder druk, zonder schuldgevoel.

Vriendelijkheid als drijvende kracht voor verandering

Een van de krachtigste aspecten van zelfliefde is vriendelijkheid. In tegenstelling tot een rigide benadering van discipline, manifesteert vriendelijkheid zich door vriendelijkheid jegens zichzelf, door de erkenning dat transformatie plaatsvindt met respect voor ieders ritme. In plaats van te proberen strikte regels of draconische diëten op te leggen, nodigt eigenliefde ons uit om een meer intuïtieve benadering te hanteren, die beter aansluit bij onze werkelijke behoeften.

Als we onszelf vriendelijk behandelen, tonen we geduld, begrip en zachtmoedigheid tegenover onze onvolkomenheden. Dit betekent dat we moeten accepteren dat er momenten zijn waarop we van onze koers afwijken, waarop we minder gezonde keuzes maken, zonder onszelf in de problemen te brengen. Het belangrijkste is niet perfectie, maar continuïteit van inspanning, in liefde en dankbaarheid voor wat we bereiken. Deze vriendelijkheid stelt ons in staat onnodige spanning los te laten, de angst rond voedsel en ons lichaamsbeeld te verminderen en ruimte te creëren voor transformatie.

Zelfliefde en emotioneel evenwicht

Onze relatie met voedsel wordt sterk beïnvloed door onze emoties. Vaak eten we niet omdat we honger hebben, maar om een emotionele leegte op te vullen, om stress, verdriet, angst of zelfs vreugde te beheersen. Dit mechanisme, hoewel natuurlijk, kan onevenwichtigheden in ons lichaam en onze geest veroorzaken. Als we niet van onszelf houden of onszelf te hard beoordelen, proberen we onbewust deze innerlijke leegte met voedsel te vullen.

Door zelfliefde te beoefenen, beginnen we deze emoties te identificeren en te temmen. In plaats van te proberen onze gevoelens te ontsnappen of te onderdrukken met voedsel, leren we ze te verwelkomen, te begrijpen en op een gezonde manier los te laten. Zelfliefde biedt ons de mogelijkheid om opnieuw verbinding te maken met onze diepe essentie, om meer evenwichtige en natuurlijke manieren te vinden om onze emoties te beheersen, zonder toevlucht te nemen tot destructief eetgedrag.

Transformatie begint met acceptatie

Zelfacceptatie is de eerste stap naar transformatie. We kunnen niet veranderen wat we niet willen zien of accepteren. Het accepteren van ons lichaam zoals het is, met al zijn onvolkomenheden, zijn specificiteiten en zijn bijzonderheden, is een vorm van radicale liefde. Het is geen passieve daad, maar een daad van bevestiging van ons recht om gezond te zijn, om gelukkig te zijn, om ten volle te leven. Het betekent erkennen dat elke cel in ons lichaam respect en zorg verdient.

Door deze acceptatie te cultiveren, geven we onszelf toestemming om onszelf te transformeren. We stoppen met vechten tegen ons lichaam en zijn onvolkomenheden en beginnen aan een reis naar genezing en balans. Acceptatie is een krachtig gebaar dat de energie vrijmaakt die nodig is voor de regeneratie van ons lichaam. Het stelt ons in staat beter geïnformeerde, voedzamere keuzes te maken, door echt te luisteren naar wat ons lichaam nodig heeft.

Van jezelf houden om lichaam en geest te verlichten

Zelfliefde is de basis van een vervuld en evenwichtig leven. Door van onszelf te houden, maken we ruimte vrij voor genezing, groei en transformatie. Het is een onvoorwaardelijke liefde die zich manifesteert door dagelijkse gebaren van vriendelijkheid, respect en zachtheid. Deze liefde is de innerlijke kracht die ons leidt naar een licht lichaam, een vredige geest en een leven vol vreugde. Oplichten doe je niet door draconische diëten of ontberingen, maar door een daad van diepe en oprechte liefde voor jezelf. Het is door onze ziel te voeden met vriendelijkheid en mededogen dat we lichtheid en gezondheid echt kunnen combineren.

66. Vergeving jegens het lichaam

In onze moderne samenleving wordt de relatie met ons lichaam vaak gekenmerkt door harde oordelen, onrealistische verwachtingen en een onophoudelijke zoektocht naar perfectie. Deze kritische blik, deze voortdurende vergelijking met opgelegde modellen, schaadt uiteindelijk de liefde die we voor onszelf hebben. Het ware pad naar lichtheid, of het nu fysiek, mentaal of emotioneel is, omvat echter een eenvoudig maar diepgaand gebaar: vergeving jegens zichzelf en in het bijzonder jegens het lichaam.

Het lichaam, dit kostbare vat dat ons ons hele leven vergezelt, wordt vaak mishandeld, genegeerd of verwaarloosd. We leggen restrictieve diëten, ontberingen en onophoudelijke inspanningen op, terwijl we hem verwijten dat hij te dik, te dun, te moe of simpelweg 'niet genoeg' is. Maar hoe kunnen we hopen innerlijke vrede te vinden als we een relatie van geweld en afwijzing koesteren tegenover degene die ons draagt? Vergeving jegens ons lichaam is de eerste stap naar verzoening met onszelf, een radicale acceptatie van wie we zijn.

Accepteer je lichaam zoals het is

Vergeving begint met acceptatie. Accepteer je lichaam zoals het is, zonder te proberen het te veranderen, te verbeteren of te onderwerpen aan externe normen. Dit betekent niet dat we ons neerleggen bij stagnatie of traagheid, maar dat we erkennen dat elk lichaam uniek is, dat het de geschiedenis van onze ervaringen, van onze wonden, maar ook van onze genezingen in zich draagt. Het lichaam is niet onze vijand, het is onze bondgenoot. Hij reageert op onze emoties, onze gedachten, onze levenskeuzes, en hij nodigt ons uit om naar zijn boodschappen te luisteren. Wanneer we hem vergeven dat hij niet voldoet aan het ideaal dat we hem hebben opgelegd, beginnen we een harmonieuze en respectvolle relatie op te bouwen.

Vergeving jegens het lichaam betekent dat je het de vrijheid geeft om te zijn wat het is, zonder het te hinderen met oordelen of dictaten. Het is het accepteren van je vorm, je onvolkomenheden, je behoeften, je ritmes, je grenzen, en je bieden wat je echt nodig hebt om jezelf te voeden, te rusten en te regenereren. Deze acceptatie is de sleutel tot het verlichten van onze gedachten en emoties, omdat het ons bevrijdt van het gewicht van afwijzing en schuldgevoel.

Het wegwerken van emotionele wonden

Velen van ons dragen emotionele wonden met zich mee die verband houden met ons lichaam. Deze wonden kunnen het gevolg zijn van trauma uit het verleden, kwetsende opmerkingen, voortdurende vergelijkingen of het mislukken van meerdere diëten. Ze manifesteren zich vaak door eetstoornissen, restrictief gedrag, dwanghandelingen en frustraties. Maar deze wonden kunnen niet genezen worden door geweld, noch door eisen. Integendeel, ze vereisen tijd, zachtmoedigheid en begrip.

Jezelf vergeven betekent ook dat je jezelf bevrijdt van deze emotionele lasten. Het betekent begrijpen dat ons lichaam niet verantwoordelijk is voor ons lijden uit het verleden, dat het zich niet schuldig maakt aan het niet voldoen aan de verwachtingen die we eraan hebben opgelegd. Het reageerde simpelweg op onze omgeving, op onze keuzes, op onze emotionele toestand. Vergeving stelt je in staat los te laten, onzichtbare wonden te helen en vrede met jezelf te vinden.

Voed je lichaam met liefde

Vergeving is niet beperkt tot een intellectueel of emotioneel proces, het wordt weerspiegeld in onze dagelijkse handelingen. Onszelf vergeven betekent ook dat we ervoor kiezen ons lichaam met liefde en vriendelijkheid te voeden. Dit betekent dat hij levend voedsel wordt aangeboden, rijk aan voedingsstoffen en energie, dat zijn natuurlijke evenwicht respecteert. Het is ervoor kiezen om het te koesteren door middel van eenvoudige gebaren: zuiver water om het te hydrateren, verse seizoensgroenten om het te voeden, momenten van rust om het te herstellen.

Vergeving komt ook door de praktijk van luisteren. In plaats van ons lichaam te dwingen een dieet of bewegingsprogramma te volgen dat wordt gedicteerd door externe normen, moeten we het leren ernaar te luisteren. Welke voeding past echt bij hem? Wanneer heeft hij rust nodig? Wanneer is hij klaar om te sporten? Aandachtig luisteren naar onze behoeften leidt ons naar geschiktere, respectvollere keuzes en zorgt ervoor dat ons lichaam zijn natuurlijke evenwicht kan herwinnen.

Vergeving en innerlijke transformatie

Jezelf vergeven betekent accepteren dat onze reis bestaat uit ups en downs, successen en mislukkingen, zonder ooit te oordelen. Dit is de sleutel om onszelf te bevrijden van schuldgevoelens, stress en constante druk. Door ons lichaam te vergeven, herwinnen we onze innerlijke kracht, komen we weer in contact met vertrouwen, en deze innerlijke transformatie wordt op natuurlijke wijze weerspiegeld in ons lichaam. Gewicht is niet langer een obsessie, het wordt ondergeschikt aan het essentiële: ons welzijn.

Vergeving jegens het lichaam is verre van een verzaking of berusting, maar een daad van diepe liefde. Het is een verplichting om voor jezelf te zorgen, je lichaam te eren zoals het is, het te bieden wat het verdient om zichzelf te regenereren. Dit proces is bevrijdend en transformeert onze relatie met onszelf. Door liefde en respect te cultiveren, verlichten we onszelf niet alleen van ons fysieke gewicht, maar ook van ons emotionele gewicht. Vergeving is het pad naar blijvende, harmonieuze en vreugdevolle transformatie.

67. Creëer gelukkige, blijvende gewoonten

Het veranderen van je eet- en leefgewoonten om vitaliteit en lichtheid terug te winnen is geen pad van ontbering of een voortdurende strijd tegen jezelf. Het is een reis van vervulling, luisteren en plezier. Door vreugdevolle en duurzame gewoonten in ons dagelijks leven te integreren, kunnen we echt welzijn bereiken, zonder calorieën te hoeven tellen of in beperkingen te hoeven leven. Het gaat er niet om dat je jezelf dwingt iets te doen wat je niet leuk vindt, maar dat je praktijken aanneemt die je lichaam, geest en ziel voeden.

Het idee om je gewoonten, vooral je eetgewoonten, te veranderen, kan intimiderend en zelfs overweldigend lijken. Te vaak denken we dat we, als we willen afvallen of voor onze gezondheid willen zorgen, genoegens moeten opofferen of strikt en streng gedrag moeten aannemen. Maar het is juist deze extreme aanpak die leidt tot mislukking, frustratie en uiteindelijk tot opgeven. De gewoonten die ons in staat stellen ons goed te voelen, onszelf te voeden en te gedijen, moeten gemakkelijk te integreren, vreugdevol en in lijn met onze ware aard zijn.

Het belang van zachtheid en eenvoud

De eerste regel voor het creëren van blijvende gewoonten is om je te concentreren op het eenvoudig en vriendelijk houden van de dingen. Het gaat er niet om in één keer alles op zijn kop te zetten, maar om geleidelijk nieuwe praktijken te integreren die bij ons passen. Je moet jezelf toestemming geven om niet perfect te zijn, in je eigen tempo te bewegen en aardig voor jezelf te zijn. Het begint met kleine, maar betekenisvolle, dagelijkse handelingen: 's ochtends op een lege maag een glas water drinken, een wandeling maken in de natuur, de tijd nemen om met aandacht van een maaltijd te genieten.

Deze eenvoudige, maar diep voedende gebaren lijken misschien triviaal, maar ze vormen de basis van een levensstijl die ons natuurlijk evenwicht respecteert. Het doel is niet om vakjes af te vinken, maar om elke actie met aandacht en dankbaarheid te ervaren. Dit is hoe we vreugdevolle gewoonten creëren, die resoneren met ons lichaam en onze diepe behoeften.

Plezier in het hart van verandering

Een essentieel element bij het creëren van duurzame gewoonten is het centraal stellen van plezier in ons dagelijks leven. Te vaak associëren we het idee van 'verandering' met een vorm van opoffering, maar in werkelijkheid zijn het de gewoonten die ons plezier bezorgen en die het meest waarschijnlijk zullen blijven bestaan. Het is dit plezier dat ons zal aanmoedigen deze acties dag in dag uit te herhalen, zonder dat het een inspanning lijkt.

Neem het voorbeeld van voedsel. Laten we gezond eten niet als een beperking zien, maar als een uitnodiging om nieuwe smaken en nieuwe texturen te ontdekken, om eenvoudige en smakelijke recepten te ontdekken en van elke hap te genieten. Eten met plezier betekent dat we ons lichaam op een vreugdevolle en bewuste manier voeden. Het is niet de verplichting om te diëten, maar de vrijheid om levend, seizoensgebonden voedsel te omarmen, om keuzes te maken waar we blij van worden en die onze energie op een duurzame manier voeden.

Plezier is ook beweging. We hoeven onszelf niet te dwingen trainingsroutines te volgen die we haten. Lichamelijke activiteit moet een bron van vreugde zijn. Het kan een geïmproviseerde dans in de woonkamer zijn, een wandeling in het park, yoga, tuinieren... Het maakt niet uit welke vorm het aanneemt, zolang de activiteit ons maar in staat stelt opnieuw verbinding te maken met ons lichaam, onze ademhaling en onze zintuigen. Plezier wordt de motor van onze transformatie, en niet een eenvoudig te bereiken doel.

Luisteren naar jezelf als gids

Wil een nieuwe gewoonte echt duurzaam worden, dan moet dit gebeuren in overeenstemming met onze behoeften en ons tempo. Het is essentieel om naar ons lichaam en onze emoties te luisteren, in plaats van externe aanbevelingen op te volgen die geen rekening houden met onze individualiteit. Wanneer we ons laten leiden door wat we werkelijk voelen, kiezen we voor een natuurlijke, vloeiende benadering die onze capaciteiten en onze verlangens respecteert.

Dit betekent dat u af en toe moet stoppen om eens vriendelijk naar uzelf en uw behoeften te kijken. Hoeveel energie heb ik vandaag nodig? Voel ik de drang om te bewegen of te rusten? Voedt deze maaltijd mij echt? Deze eenvoudige, maar cruciale vragen helpen ons op één lijn te blijven met onze diepe waarden en ambities, zonder te forceren of te oordelen.

Consistentie, maar zonder druk

Consistentie bij het aannemen van nieuwe gewoonten is belangrijk, maar moet met oneindige vriendelijkheid worden gevoed. Het is normaal om obstakels, momenten van ontmoediging of zelfs een terugval tegen te komen. Maar waar het om gaat is niet de perfectie, maar de intentie en toewijding op elk moment. Als we ons laten meeslepen door de druk om perfect te moeten zijn, lopen we het risico een klimaat van stress en schuldgevoel te creëren dat al het werk dat we hebben verricht tenietdoet.

Vreugdevolle gewoonten zijn gebaseerd op het accepteren van het feit dat alles een reis is, met zijn ups en downs. In deze flexibiliteit ligt de duurzaamheid. Door onszelf de tijd te gunnen, een pauze te nemen en met enthousiasme terug te keren naar onze beoefening, geven we ons lichaam en onze geest de kans om te regenereren en te bloeien.

Een levensbalans in harmonie met jezelf

Het creëren van vreugdevolle en duurzame gewoonten betekent bovenal het aangaan van een proces van zelfvoeding. Het gaat niet om het volgen van een strikt plan, maar om het aannemen van praktijken die ons na verloop van tijd in staat stellen in harmonie met onszelf te leven. Het betekent begrijpen dat de schoonheid van een gezond leven ligt in de lichtheid van het zijn, in de vloeibaarheid van dagelijkse gebaren en in het plezier dat we daarin vinden. Het zijn deze kleine acties die met liefde en zorg worden herhaald en die na verloop van tijd voor echte transformatie zorgen. En daarin ligt de sleutel tot een vervuld leven, een leven dat lichaam, geest en ziel eert.

Door deze vreugdevolle en natuurlijke gewoonten te cultiveren, geven we onszelf het mooiste geschenk: een licht, sereen leven, vol vitaliteit en vooral plezier.

68. Afvallen betekent herboren worden in jezelf

Afvallen is niet alleen een kwestie van gewicht. Het is een pad van diepgaande transformatie, een daad van verzoening met jezelf. Te vaak associëren we gewichtsverlies met opoffering, strikte diëten en stress. Echt afvallen is echter in de eerste plaats een terugkeer naar jezelf, een wedergeboorte. Het is de mogelijkheid om weer volledig aanwezig te zijn in je lichaam, in je hart en in je hoofd. Het is een uitnodiging om ons opnieuw te verbinden met onze essentie, om opnieuw de persoon te worden die we altijd zijn geweest, maar die we in het tumult van ons moderne leven soms uit het oog zijn verloren.

Het proces van afvallen is vooral een proces van acceptatie en luisteren. Het is geen oorlog tegen ons lichaam, maar een alliantie ermee. Het gaat over het begrijpen dat elke cel, elk orgaan, elke spier een boodschap is van ons diepe wezen. Wanneer we besluiten onszelf te bevrijden van overtollig gewicht, doen we dat vooral om ons te ontdoen van onzichtbare gewichten, die onze geest en onze emoties belasten en die ons ervan weerhouden ten volle te leven. Het is een kans om onszelf te bevrijden van de lichaamsherinneringen die op ons drukken en ons ervan weerhouden te evolueren.

Het belang van innerlijk luisteren

Herboren worden in jezelf betekent bovenal opnieuw verbinding maken met dit innerlijke luisteren dat ons leidt. Vaak zijn we dit vermogen kwijtgeraakt om te horen wat ons lichaam, ons hart en onze geest ons te vertellen hebben. Onze gedachten, onze emoties, onze verlangens, dit alles heeft een directe impact op ons fysieke welzijn. Door opnieuw te leren luisteren naar onze basisbehoeften, worden we ons meer bewust van wat we eten, wat we voelen, wat we ervaren. Zo staan we onszelf toe een zachtere transformatie te ervaren, met meer respect voor onze diepe natuur.

Opnieuw verbinding maken met je lichaam is de eerste stap om jezelf te bevrijden van overgewicht. We hebben de neiging ons lichaam te voeden zonder er echt naar te luisteren, uit gewoonte te eten of een emotionele leegte op te vullen. Maar zodra we stoppen met luisteren, ontdekken we vaak dat onze werkelijke behoeften heel anders zijn dan we ons hadden voorgesteld. We moeten onszelf op een levende manier voeden, voedsel vol vitaliteit, kleuren en natuurlijke smaken, die in perfecte harmonie zijn met ons innerlijke wezen.

Voed het lichaam, voed de ziel

Afvallen betekent anders eten. Dit is geen daad van beperking, maar een daad van eigenliefde. Het gaat er niet om voedsel te elimineren of onszelf van plezier te beroven, maar om voedsel te kiezen dat ons lichaam werkelijk voedt en het voorziet van de energie die nodig is om te stralen. Dit zijn levende, levendige voedingsmiddelen, zoals fruit, groenten, gekiemde zaden, peulvruchten, volle granen, die onze cellen voeden en ons innerlijke evenwicht herstellen. Levend voedsel is een weerspiegeling van onze eigen vitaliteit.

Maar het is niet genoeg om ons lichaam van gezonde voeding te voorzien. We moeten ook onze ziel voeden. Het gaat hierbij om de aandacht die we besteden aan elk gebaar, elke maaltijd, elke beweging. We moeten met aandacht eten, elke hap waarderen, genieten van de textuur en smaak, en het voedsel respecteren dat ons in staat stelt te leven en te evolueren. Het is in deze verbinding met de natuur en met jezelf dat ware genezing wordt gevonden.

De schoonheid van een zachte transformatie

Herboren worden betekent geen plotselinge verandering, maar een geleidelijk proces, met respect voor ons ritme. Transformatie komt wanneer we onze oude overtuigingen loslaten en ons lichaam beginnen te accepteren zoals het is, in zijn oorspronkelijke schoonheid. Afvallen wordt dan een daad van liefde, een natuurlijk proces dat ontstaat als we stoppen met vechten tegen onszelf. Het is geen kwestie van perfectie, maar van vooruitgang.

De schoonheid van zo'n transformatie ligt in de zachtheid. Het is een langzame maar diepgaande metamorfose. Door voor ons lichaam te zorgen, laten we onze geest zichzelf bevrijden en creëren we zo een virtueuze cirkel. Hoe meer we onszelf respecteren, hoe lichter we worden, zowel in ons lichaam als in onze geest. We voelen ons vrijer, levendiger en meer vervuld.

Bevrijd jezelf van het gewicht van emoties

Gewichtsverlies is, in zijn diepste dimensie, ook een manier om onszelf te bevrijden van de negatieve emoties die ons belasten. Te vaak wenden we ons tot voedsel als verdedigingsmechanisme tegen stress, verdriet, angst of frustratie. Maar zodra we in het reine komen met onszelf, onze emoties accepteren en ervoor kiezen om ze op een gezondere manier de vrije loop te laten, neemt de behoefte om onze toevlucht te nemen tot emotioneel eten af. We leren onze emoties ten volle te ervaren, zonder te proberen ze te onderdrukken met voedsel.

Dit emotionele genezingswerk is net zo essentieel als fysieke genezing. Het is een proces van innerlijke transformatie dat onze evolutie begeleidt. Door te leren luisteren naar onze emoties en deze te eren, staan we onszelf toe oude pijn los te laten en nieuwe perspectieven in het leven te creëren.

Een nieuwe visie op het lichaam

Afvallen betekent ook dat je het lichaam de plek geeft die het verdient. Het is geen eenvoudige fysieke aanpassing, maar een echte verzoening met het zelfbeeld. We zien onszelf niet langer als een onvolmaakt of te zwaar lichaam. We beginnen ons lichaam te zien als een heilige tempel, een instrument van leven en vreugde. Elke beweging wordt een daad van dankbaarheid, elke ademhaling een bron van hernieuwde energie. Het is in deze nieuwe visie op jezelf dat de transformatie zijn volledige dimensie krijgt.

Zelfliefde als drijfveer

Afvallen is herboren worden. En de sleutel tot deze wedergeboorte ligt in eigenliefde. Het is deze onvoorwaardelijke liefde die ons ertoe aanzet om voor ons lichaam te zorgen, ons ritme te respecteren en onze ziel te voeden. Door deze diepe liefde te cultiveren, openen we de deur naar een lichter, serener en meer vervuld leven. Afvallen wordt dan een viering van het leven, een viering van jezelf.

Het is in deze ruimte van liefde, respect en zachtheid dat de transformatie plaatsvindt. En zo worden we dag na dag herboren in onszelf, in al onze schoonheid, onze vitaliteit en onze vrijheid.

69. Licht leven: vreugde herontdekt

Licht leven betekent niet alleen dat je een slanker lichaam draagt. Het is een levenskunst, een manier om opnieuw te leren je vrij te voelen in je wezen, om niet alleen je lichaam, maar ook je geest en je hart te bevrijden. Lichtheid is een innerlijke toestand, een subtiel evenwicht tussen wat we eten, wat we denken en hoe we handelen. Het is een pad naar ware vreugde, dat wat in ons gevonden wordt, met respect voor ons lichaam en onze diepe natuur.

Lichtheid, dit woord lijkt misschien eenvoudig, maar het heeft betekenis. Fysieke lichtheid, zeker, maar ook emotionele, mentale en spirituele. Het is een oproep om datgene wat ons weegt opzij te zetten, om onszelf te verlossen van onze beperkende gedachten, onze kunstmatige eetgewoonten, onze overtuigingen die verankerd zijn in gebrek of lijden. Lichtheid is herontdekte vrijheid.

Keer terug naar eenvoud

Om licht te leven, moet je eerst terugkeren naar de eenvoud. Te vaak maken we ons leven ingewikkeld, of het nu gaat om onze voedselkeuzes, ons levenstempo of onze sociale interacties. Het geheim van lichtheid ligt in het vermogen om te vereenvoudigen, het overbodige te elimineren en zich te concentreren op het essentiële. Op het vlak van voeding betekent dit een terugkeer naar een levend dieet, vol kleuren, authentieke en voedzame smaken. Vers fruit, seizoensgroenten, gekiemde zaden en volle granen, dit zijn de pijlers van lichtheid.

Levend voedsel is wat ons verbindt met de aarde, met de natuur en met onze eigen vitaliteit. Het stelt ons in staat ons lichaam te voeden zonder het te verzwaren, met respect voor het natuurlijke ritme en de werkelijke behoeften. Door op deze manier te eten, bevrijden we ons lichaam van ontstekingen, gifstoffen en overtollig bewerkt voedsel die verantwoordelijk zijn voor fysieke en mentale zwaarte.

Het lichaam als weerspiegeling van de geest

Ons lichaam is de spiegel van onze gemoedstoestand. Wanneer het gebukt gaat, verdoofd wordt door ongeschikt voedsel of door onderdrukte emoties, spreekt het tot ons. Fysieke lichtheid komt voort uit innerlijk evenwicht, uit de harmonie tussen wat we eten, wat we denken en de manier waarop we bewegen. Door te leren luisteren naar de boodschappen van ons lichaam, geven we onszelf de kans om te begrijpen wat het zwaar maakt en bieden we het de vrijheid om zichzelf te bevrijden.

Lichaamsbeweging speelt een essentiële rol in deze zoektocht naar lichtheid. Door beweging kan het lichaam opgehoopte spanning, gifstoffen en blokkades loslaten. Het stimuleert de bloedcirculatie, bevordert ontgifting en bovenal brengt het ons opnieuw in contact met onze levensvreugde. Het is geen kwestie van prestatie of uitputting zoeken, maar van leren bewegen met plezier, met soepelheid, met lichtheid.

Cultiveer een diepe ademhaling

Een andere sleutel tot licht leven is ademen. Door diep en langzaam adem te halen, verankeren we onszelf in het huidige moment, in ons lichaam. Bewust ademen helpt spanning los te laten, elke cel in ons lichaam te voeden met zuurstof en ontspanning te bevorderen. Het is een echte bondgenoot van lichtheid, omdat het ons helpt los te laten, zich te ontdoen van de onzichtbare gewichten die we vaak met ons meedragen zonder het te weten.

Wanneer we leren volledig te ademen, voelen we lichtheid in ons lichaam en in onze gedachten. Bewust ademen is een uitnodiging om te vertragen, tot rust te komen, je opnieuw te verbinden met onze essentie. Het is een daad van vriendelijkheid jegens onszelf, een manier om onszelf in harmonie te laten zijn met wie we zijn.

Loslaten, de sleutel tot lichtheid

Loslaten is ongetwijfeld een van de belangrijkste aspecten van lichtheid. We hebben vaak de neiging om vast te houden aan ideeën, emoties, situaties en gedragingen die ons zwaar belasten. Loslaten is geen verzaking, maar een manier om de energie vrij te geven die in ons geblokkeerd is, om ons te ontdoen van wat ons ervan weerhoudt vooruit te komen. Het betekent ook dat we kunnen accepteren dat niet alles perfect is, dat onze levensreis, net als onze transformatie, een reis is die bestaat uit leren, ups en downs.

Door dit vermogen te cultiveren om los te laten wat niet langer nuttig is, bevrijden we onszelf. We bevrijden onszelf van onze angsten, onze twijfels en onze spanningen. Loslaten is een dagelijkse praktijk, een keuze die we elk moment maken. Hoe meer we onszelf toestaan de lasten uit het verleden los te laten, hoe meer ruimte we maken voor lichtheid en vreugde.

De vreugde van het leven in het heden

Licht leven betekent vooral volledig in het huidige moment leven. Te vaak leven we in het verleden, gehecht aan pijnlijke herinneringen of spijt, of in de toekomst, bezorgd over wat er zou kunnen gebeuren. Lichtheid is er zijn, hier en nu, volledig verbonden met onze levenservaring. Het is genieten van elk moment, elk gebaar, elke ademhaling. Het is dankbaarheid voelen voor wat we hebben, zonder te verwachten dat alles perfect is.

Lichtheid is een vorm van pure vreugde, die ontstaat als we accepteren om zonder lasten te leven, als we onszelf toestaan ten volle te genieten van de schoonheid van elk moment. Het is een stille vreugde, een innerlijke vreugde die niet afhankelijk is van externe omstandigheden, maar die voortkomt uit ons diepe wezen.

Lichtheid en transformatie

Licht leven is ook een daad van transformatie. Door ervoor te kiezen lichter te worden, transformeren we niet alleen ons lichaam, maar ook onze relatie met onszelf en met de wereld. We leren leven met meer vloeibaarheid, zachtheid en respect voor onszelf. We bieden onszelf de mogelijkheid om onze gewoonten te veranderen, onze kijk op de wereld te veranderen en onze ware essentie te herontdekken.

Lichtheid is een reis, geen bestemming. Het is een weerspiegeling van onze toewijding om voor onszelf te zorgen, naar ons lichaam te luisteren, onze geest te voeden en onze vreugde te cultiveren. Het is een pad naar vrijheid, sereniteit en innerlijke vrede. En het is in deze hernieuwde lichtheid dat we volledig kunnen stralen, leven en gelukkig zijn.

Licht leven is daarom veel meer dan een eenvoudig fysiek doel. Het is een echte levenskunst, een gemoedstoestand, een manier om ons lichaam en onze ziel met liefde en respect te voeden, zodat we elke dag een beetje dichter bij de diepe vreugde komen die in ons woont.

Beste lezers,

Aan het einde van deze reis door de principes van een levend en ontstekingsremmend dieet is het tijd om jezelf eraan te herinneren dat echte transformatie niet ligt in een simpele verandering in gewicht, maar in een diepgaande transformatie van je wezen. Dit pad dat je via deze pagina's hebt afgelegd, nodigt je uit tot een intieme herverbinding met je lichaam, je emoties en je ambities. Met vreugde afvallen is geen race naar een perfect figuur, maar een uitnodiging om je opnieuw te verbinden met je essentie, je lichaam te eren en elke stap van je reis met vriendelijkheid en geduld te omarmen.

Nu is het tijd om je lichaam op de meest natuurlijke manier te voeden, met voedingsmiddelen die het verheffen en respecteren. De keuzes die u elke dag maakt, hebben een enorme invloed op uw welzijn, niet alleen fysiek, maar ook mentaal en emotioneel. Je lichaam is je tempel en het verdient alle liefde en aandacht die je eraan kunt geven.

Ik moedig je aan om op dit pad door te gaan, naar je diepe behoeften te luisteren en elke vooruitgang te vieren, hoe klein ook. Je welzijn is een reis en elke stap naar lichtheid, vreugde en gezondheid is een overwinning. Neem de tijd om van elk moment te genieten en uw transformatie te eren.

Als u deze pagina's nuttig en inspirerend vond, deel dan uw ervaringen met anderen. Uw woorden kunnen een bron van motivatie en inspiratie zijn voor degenen, zoals u, die gezonder en vreugdevoller willen leven. Laat een recensie achter, een getuigenis van je reis, zodat dit avontuur van transformatie nog meer mensen kan bereiken.

Ik dank u hartelijk dat u deze tijd voor uzelf, voor uw gezondheid en voor uw geluk heeft genomen. Moge vreugde, vitaliteit en evenwicht elk moment van uw reis bij u zijn.

Met heel mijn hart en dankbaarheid.

9 7 9 8 3 0 4 4 9 7 8 1 7